Jean-Pierre Barral

Osteopathie für die Prostata

Jean-Pierre Barral

Osteopathie für die Prostata

Untersuchung und Behandlung

ELSEVIER
URBAN & FISCHER

URBAN & FISCHER

Zuschriften und Kritik an:
Elsevier GmbH, Urban & Fischer Verlag, Lektorat Komplementäre und Integrative Medizin, Karlstraße 45, 80333 München

Bibliografische Information Der Deutschen Bibliothek
Die Deutsche Bibliothek verzeichnet diese Publikation in der Deutschen Nationalbibliografie; detaillierte bibliografische Daten sind im Internet unter http://dnb.ddb.de abrufbar.

1. Auflage 2004

Der Urban & Fischer Verlag ist ein Imprint der Elsevier GmbH.

04 05 06 07 08 5 4 3 2 1

Um den Textfluss nicht zu stören, wurde bei Berufsbezeichnungen die grammatikalisch maskuline Form gewählt. Selbstverständlich sind in diesen Fällen immer Frauen und Männer gemeint.

Planung und Lektorat: Komplementäre und Integrative Medizin
Übersetzung: Walburga Rempe, München
Herstellung: Nicole Ballweg, München
Satz: Kösel, Krugzell
Druck und Bindung: Printer Trento s. r. l., Trento
Zeichnungen: Gilles Coullet, Villefontaine, Frankreich
Umschlaggestaltung: SpieszDesign, Neu-Ulm
Titelfotografie: Marvin E Newman/Getty Images

Printed in Germany
ISBN 3-437-56910-4

Aktuelle Informationen finden Sie im Internet unter **www.elsevier.com** und **www.elsevier-deutschland.de**

INHALTSVERZEICHNIS

EINLEITUNG

Osteopathen sehen den Menschen als unteilbare und untrennbare Einheit und all seine Bestandteile als unverzichtbar für die Aufrechterhaltung des Gleichgewichts und einer guten Gesundheit an. Jedes Gelenk, jedes Organ und jedes Gewebe verdient Aufmerksamkeit und einen pfleglichen Umgang.

Früher oder später werden fast alle Männer Prostatabeschwerden bekommen, deren urogenitale und psychisch-emotionale Auswirkungen einer guten Lebensqualität eher abträglich sein dürften. Doch die Osteopathie kann mit einfachen, wirkungsvollen und unschädlichen Methoden zumindest helfen, die Folgen der Prostataprobleme abzumildern.

Die Idee zu diesem Buch ist aufgrund der alltäglichen klinischen Erfahrung entstanden. Auf der Grundlage anatomischer und physiologischer Kenntnisse bieten „Osteopathische Manipulationen der Prostata" eine einfache Lösung für ein schwieriges Problem. Unsere Behandlungstechniken zielen nicht darauf ab, ein Prostataadenom zu verkleinern, sondern die Beweglichkeit (Mobilität und Motilität) und Elastizität (Dehn- und Komprimierbarkeit) der Prostata zu verbessern.

Den zahllosen Männern mit einer benignen Prostatahyperplasie Linderung zu verschaffen, sollten sich Osteopathen zur Aufgabe machen. Und den Schlüssel dazu gibt ihnen dieses Buch an die Hand.

1 ANATOMISCHE GRUNDLAGEN

1.1 Prostata

Der Name der Prostata leitet sich aus dem griechischen „prostates" her, was so viel wie „Vorsteher" oder „exponiert sein" bedeutet. Das hängt vermutlich mit ihrer Lage vor dem Rektum zusammen; doch in emotionaler Hinsicht erhält das Exponiert-Sein noch eine besondere Bedeutung.
Obwohl ihr tatsächliches (messbares) Gewicht nur ca. 25 g beträgt, wiegt sie unter sozialen Aspekten sehr viel schwerer: Immerhin werden 30% der Männer unter 80 Jahren den Angaben von Prof. Bernard Debré zufolge in Frankreich an der Prostata operiert.
In bestimmten Fällen kann eine osteopathische Behandlung für Patienten mit einem Prostataadenom enorm hilfreich sein. Da es durch eine operative oder medikamentöse Therapie zu Impotenz, Inkontinenz oder zahlreichen anderen Nebenwirkungen kommen kann, sollten wir im Rahmen des Möglichen alles dafür tun, den Betroffenen einen chirurgischen Eingriff zu ersparen.

Aussehen

Form: Die Prostata sieht wie eine Kastanie bzw. wie ein abgeflachter Kegel aus. Für andere hat sie die Form eines Spielkartenherzes.
Konsistenz: Sie fühlt sich glatt, fest und elastisch an, vergleichbar mit dem distalen Teil des Daumenballens (Thenar) oder einer gerade reifen Birne.
Größe bzw. Volumen: Im Alter sehr variabel; bei einem jungen Mann gelten etwa folgende Raummaße: 3 cm Höhe, 4 cm Breite und 2,5 cm Tiefe.
Außenansicht (s. Abb. 1): Die Hauptachse der Prostata verläuft nicht senkrecht nach unten, sondern mit einem Neigungswinkel von 20° (von hinten-oben nach vorne-unten), wobei sich ihre Basis kranial befindet und die Spitze nach kaudal zeigt. Ihre flache Vorderseite (ventral) fällt senkrecht ab, während die Rückseite (dorsal) konvex gewölbt ist und eine Mittelfurche (Isthmus, „Mittellappen") mit zwei Seitenlappen aufweist. Von dorsal gleicht sie einem Spielkartenherz.

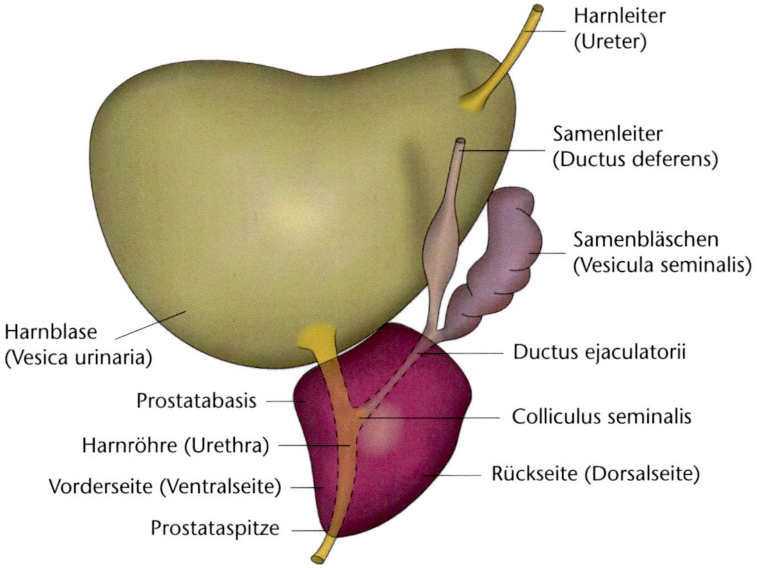

Abb. 1: *Außenansicht der Prostata*

Es ist diagnostisch wichtig, dass die Mittelfurche palpiert werden kann; denn wenn sie verschwunden ist, spricht das für eine vergrößerte Prostata.

Innenansicht: Die Prostata wird innen von der Harnröhre (Urethra) und den Samenleitern durchquert und in entsprechende Abschnitte eingeteilt:

- Ihr ventraler Abschnitt befindet sich vor der Urethra (Pars preurethralis).
- Ihr kranialer Abschnitt liegt oberhalb und ihr kaudaler Teil unterhalb der Ductus ejaculatorii zwischen Urethra und Samenleitern.

Im östrogen-abhängigen kranialen Bereich entwickeln sich die Adenome (bzw. eine benigne Prostatahyperplasie), während der androgen-abhängige kaudale Teil bevorzugter Sitz eines Prostatakarzinoms ist.

Aufbau

Stroma: Die Kapsel der Prostata besteht aus Bindegewebe- und glatten Muskelfasern, die sich in konzentrischen Schichten um die Prostata legen und von zahlreichen Venenkanälchen durchzogen sind. Man kann sich diese sog. periprostatische Kapsel wie die Schale einer Kastanie vorstellen. Von der Innenseite der Kapsel ziehen unterschiedliche Bindegewebssepten zur Mitte der Prostata, wo sie sich zu einem zentralen „Kern" verdichten.

Drüsengewebe: Die Prostata besteht jedoch nur zu einem Drittel (33%) aus Muskel- und Bindegewebe, während das Drüsengewebe zwei Drittel (66%) ihres Volumens ausmacht. Dabei handelt es sich um rund 40 schlauchförmige, tubuloalveoläre Drüsen, die in die Trabekel-(Bälkchen-)Struktur der Bindegewebe- und Muskelfasern eingebettet sind. Ihre Ausführungsgänge münden mit etwa 15 kleinen Öffnungen in der Nähe des Samenhügels (Colliculus seminalis). Man unterscheidet zwischen paraurethralen und den eigentlichen prostatischen Drüsen.

- Paraurethrale Drüsen (Glandulae paraurethrales): Wie ihr Name schon besagt, befinden sie sich in der Umgebung der Urethra und werden durch den glattmuskulären Harnröhrensphinkter von den übrigen Drüsen getrennt. Im Sphinkterbereich sind die Drüsen vor allem in den lateralen und dorsalen Außenschichten der Prostata lokalisiert und konzentrieren sich in zwei Zonen: in Höhe des Samenhügels sowie unterhalb des Blasenhalses (Pars prostatica urethrae).
- Prostatische Drüsen (Glandulae prostaticae): Sie liegen verteilt auf die Prostatagebiete lateral und dorsal der Urethra, außerhalb des Sphinkterbereichs. Ihr Drüsensekret gelangt über die Öffnungen der Ausführungsgänge in die Urethra.

Prostatalappen: Während der linke und rechte Seitenlappen (Lobus prostatae sinister bzw. dexter) auf der Dorsalseite der Prostata durch männliche Hormone stimuliert werden, spricht der zwischen ihnen gelegene Mittellappen auf weibliche Hormone an.

Der ventrale Teil der Prostata weist nur wenige Drüsen auf. In ihren Lichtungen finden sich gelegentlich kleine Konkremente (Steine von ca. 1 mm Durchmesser).

Topografische Anatomie

Lage

Die Prostata befindet sich ganz tief im kleinen Becken zwischen Blasenfundus und M. transversus perinei profundus. Das heißt, sie liegt unterhalb der Harnblase, etwa 2–3 cm hinter der Symphysis pubica, vor dem Rektum und zwischen den genitalen bzw. vesikalen Versorgungsgefäßen (s. Abb. 2). Da sie die Urethra und die beiden Ductus ejaculatorii von außen umschließt, ruft jede Volumenzunahme oder Gewebeverhärtung der Prostata eine Verengung oder Kompression der Harnröhre hervor. Die Prostata liegt in eine Loge aus festem Bindegewebe eingebettet.

Prostataloge

Die Prostata wird durch dichtes Becken(binde)gewebe von allen Seiten her eingeschlossen: ventral durch die Symphyse, dorsal durch die Fascia rectoprostatica, lateral durch die Levatormuskeln, kaudal durch die mittlere Dammfaszie und kranial durch die Ligg. pubovesicalia von vorn und das Trigonum vesicae bzw. den Blasenhals von hinten (Abb. 3).

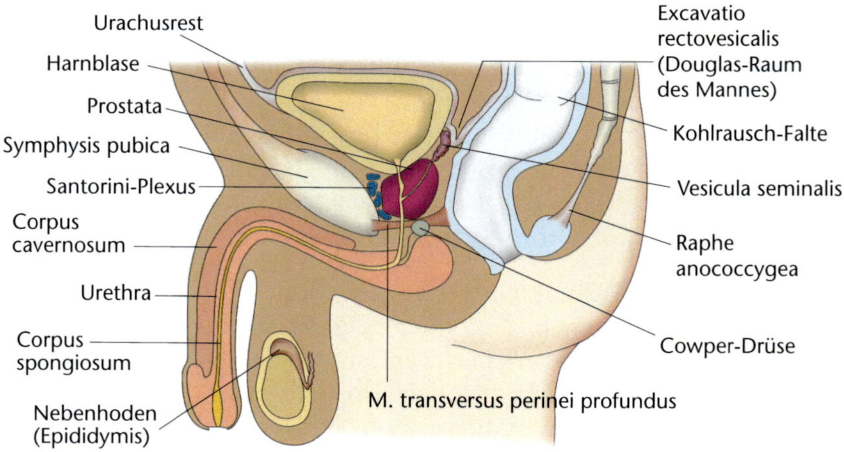

Abb. 2: *Lage der Prostata*

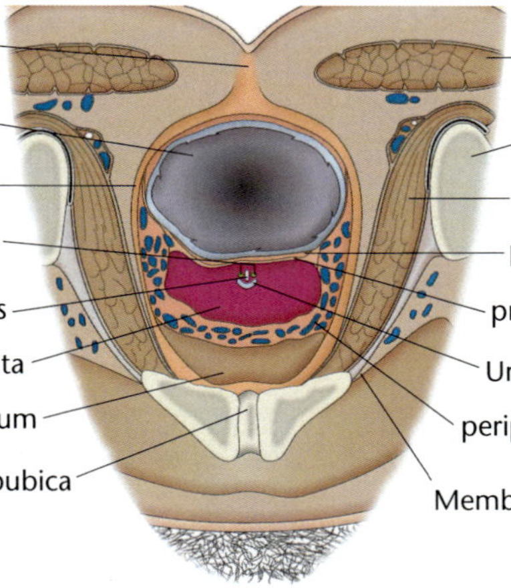

Abb. 3: *Prostataloge*

Kaudal schließt der Beckenboden bzw. das Diaphragma urogenitale die Prostataloge ab. Diese untere „Wand" umfasst den Bereich zwischen beiden Schambeinästen sowie zwischen Symphyse und Rektum und wird meist in drei Abschnitte unterteilt: Lig. arcuatum, Lig. transversum perinei und mittlere Dammfaszie.
Ventral ist die Begrenzung der Prostataloge weniger eindeutig als dorsal. Als ventrale „Wand" findet sich ein dünnes Faszienblatt vor der Prostata, für das Farabeuf die Bezeichnung Lamina ischio-preurethro-prostatica vorgeschlagen hat. Einzelne Fasern, die von diesem Blatt zum Blasenhals ziehen, setzen sich in der (umbilikovesikalen) Faszie auf der Blasenvorderseite zum Nabel fort.
Dorsal wird die Prostataloge von der Fascia rectoprostatica oder Denonvilliers'schen Faszie abgeschlossen, die aus 2–3 mm dickem Muskel-Bindegewebe besteht und der mittleren Dammfaszie aufliegt. Diese Faszie erstreckt sich zwischen den Mm. levatores ani und den lateralen Ligamenten der Prostata. Da sie Prostata und Rektum trennt, richten sich rektale Behandlungstechniken in erster Linie auf sie. Von dieser Faszie werden auch die Samenbläschen und die Endstücke der Ductus deferentes umhüllt. Kranialwärts vereinigt sie sich mit dem Douglas-Raum (Excavatio rectovesicalis). Manche Autoren

sehen – wegen der reichlich vorhandenen glatten Muskelfasern – in ihr eine Entsprechung zum Lig. latum uteri der Frau.
Die **„Seitenwände“** der Prostataloge bilden die sog. Lamina sacro-recto-genito-vesico-pubica. Es sind Platten aus einem gefäßführenden, straffen Muskel-Bindegewebe, die vom Sakrum zur Hinter- bzw. Innenseite der Symphyse ziehen und sich direkt an die Prostata anheften. Sie sorgen darüber hinaus auch großenteils für den Halt von Blase und Darm.

BEDEUTUNG AUS OSTEOPATHISCHER SICHT

Aufgrund der glatten Muskelfasern und der hohen Sensibilität dieses Bereichs ist eine manuelle Behandlung dieser „Seitenwände“ der Prostataloge ausgesprochen wichtig. Sicher liegt es an der Innervation durch den Plexus hypogastricus, dass wir hier über viszerale Manipulationen sowohl zentrale als auch Feedback-Wirkungen erzielen können. Bei einer benignen Prostatahyperplasie sind die lateralen Ligamente – häufig einseitig betont – deutlich steifer als normal. Daher kann ein osteopathischer Mobilitäts- und Dehnbarkeitstest wichtige Aufschlüsse über den Zustand der Prostata geben.

Kranial steht die Prostata in direkter Verbindung zur Harnblase – ohne irgendeine „Wand“ oder „Decke“ über ihrer Loge. Die Prostata gehört dadurch in gewisser Weise zu den Stützstrukturen der Blase, die ihr unmittelbar aufliegt.

Periprostatischer Raum

Die Prostata selbst hat keinen direkten Kontakt zu den „Wänden“ ihrer Loge, denn den Zwischenraum füllt ein Gewebe aus, das reich an glatten Muskelfasern ist. Beim periprostatischen Raum handelt es sich somit um eine Art Gehäuse aus Muskelfasern, Gefäß- und Bindegewebe mit seitlicher Verstärkung, was sich bei rektaler Austastung leicht feststellen lässt.

Periprostatische Faszien

Samenbläschen, Blasenhals und Prostata sind von periprostatischen Faszien umgeben, die aus einem fetthaltigen Bindegewebe bestehen und neben glatten Muskelfasern auch Nerven und Gefäße enthalten.

Von diesem Muskel-Bindegewebe werden alle Organe im kleinen Becken eingehüllt.
Die Beckenfaszie (Fascia pelvica) dient offenbar als Schutz, denn dort, wo sie Nerven- und Gefäßstrukturen führt, ist sie dicker. Verstärkt ist sie auch rund um die Prostata sowie im distalen Bereich der Samenbläschen und des Blasenhalses.
Auf der Rückseite der Samenbläschen und der Prostata befindet sich die Denonvilliers'sche Faszie oder Fascia rectoprostatica. Sie besteht aus einer dünnen Fettschicht und zahlreichen Muskelfasern, die sich vor allem an der Basis und der Spitze (Apex) der Prostata konzentrieren. Ventral und lateral vereinigt sich die Beckenfaszie mit der Prostatakapsel. Im ventralen Teil der Faszie ziehen afferente Venenäste zum Plexus Santorini. Dieser Teil wird auch als präprostatische Faszie bezeichnet.
Das in konzentrischen Lagen um die Prostata angeordnete Muskel-Bindegewebe der Kapsel umfasst auch einen verzweigten venösen Plexus. Von der Innenschicht der Kapsel ziehen Bindegewebssepten ins Zentrum der Prostata und bilden dort kleine Logen für die Drüsenazini.

BEDEUTUNG AUS OSTEOPATHISCHER SICHT

Wir wissen, dass Faszien, die Muskelfasern enthalten, vor allem auf mechanische Reize reagieren und sehr empfänglich für Listening-Techniken sind. Dies hat sich bei vielen Strukturen des weiblichen Beckens, insbesondere bei den Ligg. sacrouterina gezeigt. Die periprostatischen Faszien scheinen ähnliche Eigenschaften zu besitzen. Das hängt vermutlich mit ihrer Verbindung zu regionalen und zentralen Rezeptoren für Bewegungen (= propriozeptive Strukturen) zusammen.

Verschieblichkeit der Prostata

Palpiert wird die Prostata von rektal (s. Kap. 4.4). Sie fühlt sich fest an und ist nach lateral kaum verschiebbar. Am meisten lässt sie sich in sagittaler Ebene bewegen. Es sei daran erinnert, dass ein Venenplexus, der sich im vorderen Bereich der Prostataloge befindet, die bessere Verschieblichkeit (und das geschmeidige Zurückfedern) in anteriorer/ventraler Richtung ermöglicht.

Haltestrukturen

An ihrem Platz gehalten wird die Prostata durch:

- die straffen Verbindungen zwischen ihrer Kapsel und ihrer Loge,
- den unmittelbaren Kontakt zum Blasengrund sowie
- die Vereinigung mit der Urethra.

Verglichen mit anderen Organen im kleinen Becken ist die Prostata ziemlich gut fixiert.

Wichtige Lagebeziehungen

Im Folgenden geht es um wichtige Verbindungen der Prostata zu anderen Strukturen, zunächst nach außen und anschließend nach innen.

Verbindungen nach außen (extrinsische Beziehungen)

Ventral: Die 2–3 cm hinter der Symphyse befindliche Prostata hat nach vorn Verbindung zum äußeren Harnröhrensphinkter und zur präprostatischen Faszie.
Lateral: Seitliche Ligamente der Prostata stellen eine Verbindung zwischen den Levatormuskeln (Mm. levatores ani) her. Ein Stück höher in Richtung der Samenbläschen befindet sich der Plexus hypogastricus.

BEDEUTUNG AUS OSTEOPATHISCHER SICHT

Um den Plexus hypogastricus zu tasten, muss man den Finger möglichst weit lateral zum kranialen Teil der Prostata vorschieben.

Dorsal: Die Prostata steht in ziemlich engem Kontakt zum Rektum, von dem sie durch die Fascia rectoprostatica getrennt ist. Durch den natürlichen Raum zwischen beiden Faszienblättern bietet sich dem Chirurgen die Möglichkeit, die Prostata an der Rückseite abzulösen. Es sei daran erinnert, dass sich der dorsale Teil der Prostata vom Rektum her mobilisieren lässt. Man sollte vom Rektum aus die beiden Seitenlappen mit der Mittelfurche und die abgerundeten Ränder spüren bzw. die Größe, Konsistenz und Verschieblichkeit der Prostata beurteilen können.

Kaudal: Mit ihrer Spitze hat die Prostata Verbindung zum Beckenboden. Denn ihre Spitze reicht in rund 2 cm Entfernung von der Symphyse ca. 3–4 mm tiefer als die Horizontale durch deren Unterrand, berührt also das Diaphragma urogenitale.
Zwischen den Schambeinästen erstreckt sich die mittlere Dammfaszie nach posterior. Sie besteht aus zwei flachen Lagen von Bindegewebe mit einer muskulären Zwischenschicht. Es handelt sich dabei um die Mm. transversi perinei profundi, die das sehnige Centrum perinei zwischen sich einschließen. In dieses Zentrum des Beckenbodens strahlen auch Fasern des Analsphinkters sowie der Mm. bulbocavernosus und transversus perinei superficialis ein. Beim Versuch, diese Stelle einzudrücken, bekommt man eine recht gute Vorstellung von der Muskelspannung und Festigkeit des Beckenbodens.
Kranial: Durch eine quer über die Basis (also kranial) verlaufende Crista aus Prostatagewebe wird die Prostata in einen dorsalen oder genitalen und einen ventralen oder vesikalen Abschnitt unterteilt.

- Der genitale Abschnitt der Prostata stimmt mit dem Bereich zwischen dem höchsten Punkt der Samenbläschen und der Einmündungsstelle der Ductus deferentes überein. Wir werden noch sehen, dass es wichtig ist, sich bei der manuellen Behandlung der Prostata an präzisen anatomischen Strukturen wie dem Samenhügel (Colliculus seminalis) zu orientieren. Die Samenbläschen liegen oberhalb der Prostata an der Rückseite der Harnblase und sind – ebenso wie die Samenleiter – von festem Bindegewebe und der Fascia rectoprostatica umgeben, die hier in ihrem oberen Teil reichlich Muskelfasern aufweist. Frühere Anatomen glaubten daher, es würde sich um einen eigenständigen Muskel handeln, durch dessen Kontraktion es zur Entleerung der Samenbläschen käme. Es ist anzunehmen, dass diese Muskelfasern tatsächlich eine Rolle beim Orgasmus bzw. bei der Ejakulation, die von hier ausgeht, spielen. Etwa 1,5 cm von der Basis der Prostata entfernt werden die Samenbläschen von hinten vom Douglas-Raum (Excavatio rectovesicalis) bedeckt.
- Im vesikalen Abschnitt liegt die Harnblase mit ihrem Hals (bzw. das Trigonum vesicae) auf dem Mittellappen der Prostata.

Verbindungen nach innen (intrinsische Beziehungen)

Pars prostatica der Urethra: Die Prostata wird von kranial nach kaudal, d.h. von ihrer Basis bis zu der Stelle, an der ihre Spitze am weitesten nach posterior zeigt, von der Harnröhre durchzogen. In der ca. 3 cm langen Pars prostatica ist die Urethra durchschnittlich 0,5 cm weit. Am Übergang zwischen oberem und mittlerem Drittel ihres prostatischen Teils weitet sich die Harnröhre zum Sinus prostaticus. Eine dorsale Erhebung im Mittelteil der Pars prostatica wird als Samenhügel (Colliculus seminalis) bezeichnet und ist ca. 1–1,5 cm lang (s. Abb. 4). Im oberen Abschnitt des Samenhügels befindet sich der Utriculus prostaticus, eine kleine Vertiefung mit zwei winzigen Randleisten in Richtung des hinteren Blasenhalses. Auf diese kleine Fläche kommen wir später bei den Behandlungstechniken erneut zu sprechen, denn aus osteopathischer Sicht ist sie ein strategisch wichtiger Bereich.

Im Colliculus seminalis münden mit ca. 15 Öffnungen die Ausführungsgänge von Drüsen, in denen das Prostatasekret produziert wird.

Glattmuskulärer Sphinkter: Am Ursprung des prostatischen Teils der Harnröhre befindet sich ein 0,6 cm langer und 1 cm breiter Sphinkter, der sich von kranial nach kaudal verengt. Er bildet die

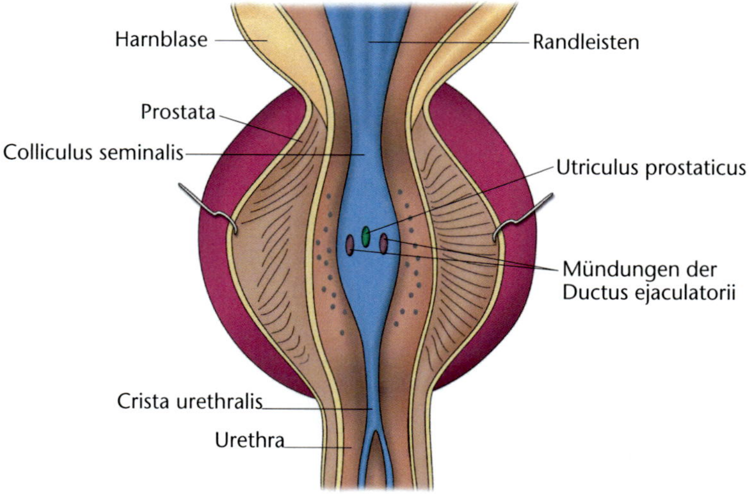

Abb. 4: *Samenhügel (Colliculus seminalis)*

Fortsetzung der quer verlaufenden Muskelschicht am Trigonum vesicae und reicht bis zum Colliculus seminalis hinunter.
Quergestreifter Sphinkter: Da sich die Spitze der Prostata kaudal befindet, steht sie am unteren Ende mit der mittleren Dammfaszie in Verbindung. Erst in dieser Höhe übt die quergestreifte Muskelschicht eine Sphinkterfunktion aus, indem sie den willkürlichen Verschluss der Harnblase ermöglicht. Füllt sich der Sinus prostaticus mit Sperma, bewirkt die Kontraktion dieses Sphinkters im selben Moment eine Kompression der Prostatadrüsen.
Ductus ejaculatorii: Als Endstücke des rechten und linken Ductus deferens leiten sie das Sperma in die Urethra ein („Samenleiter"). Sie beginnen im Ampullenbereich, d.h. an der Stelle, wo sich Ductus deferens und Samenbläschengang vereinigen, und münden im vorderen Teil des Samenhügels bzw. im Utriculus seminalis.

- Maße: Bei einer Länge von 1,8 cm verringert sich ihr Durchmesser von anfangs 1,5 cm auf 0,5 cm am unteren Ende.
- Verlauf: Wenige Millimeter oberhalb der Prostatabasis sind die Ductus ejaculatorii noch frei, bevor sie sich in der Prostata fortsetzen und nahe am Utriculus seminalis enden. Meist münden sie beide mit einer gemeinsamen Öffnung auf dem Samenhügel.

Arterien

Von kranial und posterior ziehen – als Äste der A. iliaca interna – die A. vesicalis inferior und die A. rectalis media zur Prostata hin.

Venen

Auch wenn nach einem Grundprinzip der Osteopathie eigentlich die Arterien an erster Stelle stehen, ist bei der Prostata vor allem das venöse System wichtig, in dem sie regelrecht „badet". Es besteht:

- vorn aus urethralen, vesikalen, Plexus-Santorini- sowie Bulbus-Venen
- hinten aus rektalen Venen. Ihnen ist im Kapitel 4.4 ein eigener Abschnitt gewidmet (Hämorrhoiden)
- seitlich aus periprostatischen Venen.

Von diesem Venennetz wird die Prostata nicht nur an ihrem Platz gehalten, sondern auch geschützt; denn es fängt viele der (kleineren)

Erschütterungen ab, denen sie durch ihre kaudale Lage ausgesetzt ist.

Lymphgefäße

Die Lymphgefäße bilden ein – dorsal stärker entwickeltes – verzweigtes Netz mit Verbindung zu den iliakalen Lymphknoten (Nodi lymphatici iliaci interni und externi).

Nervenversorgung (Plexus hypogastricus)

Verlauf: Aus dem Nervenplexus der Bauchaorta geht ein flacher, in Bindegewebe eingebetteter, präsakraler Nervenstrang hervor, der sich y-förmig aufteilt, um dann links und rechts der Mittellinie in Form der hypogastrischen Nerven das Rektum zu umgeben. Jeder dieser Nn. hypogastrici ist ca. 8–10 cm lang und zieht subperitoneal zum Plexus hypogastricus, der sich zwischen Rektum (medial) und V. hypogastrica (lateral) erstreckt.
Lagebeziehungen: Der Plexus hypogastricus (s. Abb. 5) breitet sich über ca. 3–4 cm in sagittaler (anterior-posteriorer) Richtung aus und ist 2–3 cm dick (hoch). Er steht in Verbindung mit:

- einem Komplex aus Bindegewebe und Gefäßen (bestehend aus der A. und V. umbilicalis kranial und aus vesikalen bzw. prostatischen Gefäßen kaudal) – lateral
- Seitenfläche des Rektums, Ductus deferens sowie kranialem Teil der Urethra – medial
- Beckenboden – kaudal
- Sakrum – dorsal
- Seitenfläche des Rektums – kranial
- Rückseite der Harnblase und den Samenbläschen – ventral.

Anastomosen (s. Abb. 6): Der Plexus hypogastricus anastomosiert mit dem letzten Ganglion des Truncus sympathicus im Lumbalbereich sowie vor allem mit dem 2. und 3. Ganglion im Sakralbereich. Darüber hinaus sind über die 3. und 4. Sakralnervenpaare Anastomosen zum Nervenplexus des N. pudendus ausgebildet.
Funktion: Efferente Nervenäste des Plexus hypogastricus versorgen Rektum, Harnblase, Prostata (5 oder 6 reich verzweigte Netze, besonders posterior-lateral), Ductus deferentes und Samenbläschen.

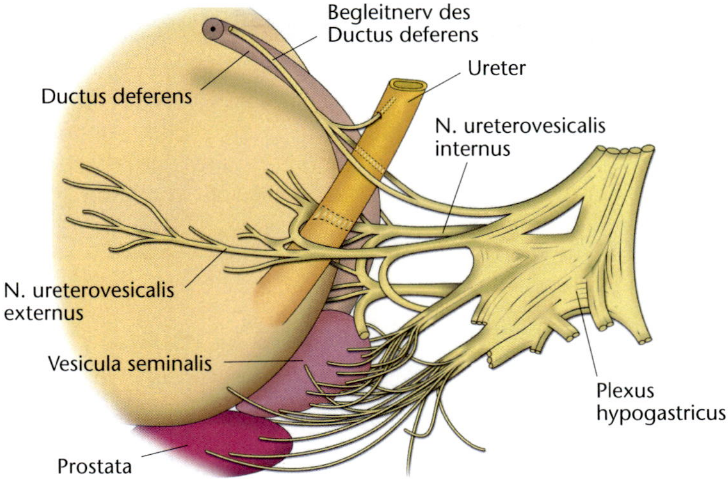

***Abb. 5:** Plexus hypogastricus (nach Testut)*

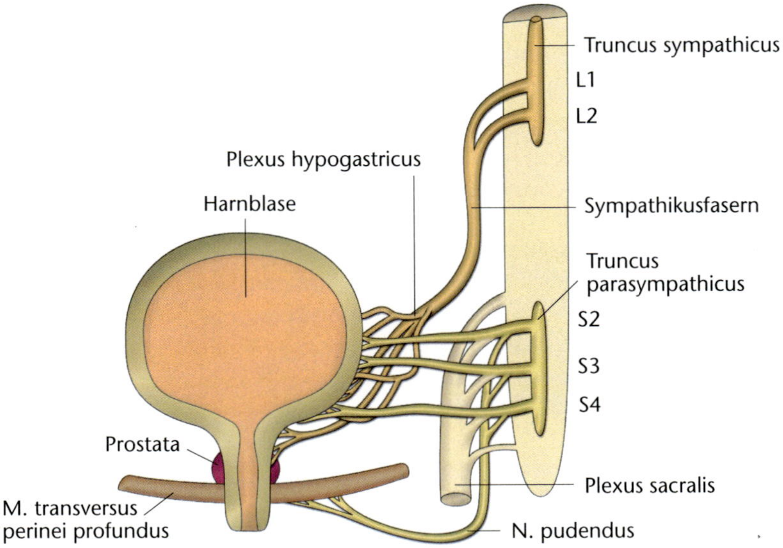

***Abb. 6:** Anastomosen des Plexus hypogastricus*

BEDEUTUNG AUS OSTEOPATHISCHER SICHT

Um die Wirkung manueller Techniken im Urogenitalbereich noch zu steigern, sollte man dieses wichtige Nervengeflecht nicht außer Acht lassen. Der Plexus hypogastricus wird mit der Zeigefingerspitze von rektal aus seitlich bzw. kranial der Prostata palpiert. Er ist aber nur selten deutlich spürbar. Daher merkt man hauptsächlich an seiner Empfindlichkeit, ob der Finger richtig eingeführt wurde.

1.2 Samenbläschen (Glandula seminalis)

In den zwei Samenbläschen (Vesicula bzw. – nach der neuen Terminologie – Glandula seminalis) des Mannes sammelt sich das in Nebenhoden und Hoden gebildete Sperma. Neben dieser wichtigen Speicherfunktion produzieren sie ein alkalisches Sekret. Durch dieses Prostatasekret werden die Spermatozoen geschützt und außerdem mit Nährstoffen wie Zink und Fruktose versorgt, die für ihre Funktion unverzichtbar sind.

Die Basis der birnenförmigen Samenbläschen ist nach kranial und lateral gerichtet, während ihr schmaleres Ende bzw. ihr Hals nach kaudal und medial zeigt. Je nach Rundung und Größe der Samenbläschen liegen ihre Enden 2–4 cm auseinander.

Maße: 5–8 cm lang, 1,5 cm dick.

Konsistenz: weicher als die Prostata. Ihre Beschaffenheit lässt an eine reife Feige denken. Frühere Anatomen verglichen ihre Festigkeit mit derjenigen am Knorpel-Knochen-Übergang der Nase.

BEDEUTUNG AUS OSTEOPATHISCHER SICHT

Die unterschiedliche Konsistenz von Prostata und Samenbläschen ist wichtig, weil man aufgrund dessen eine gezielte manuelle Behandlung der Prostata oder der Samenbläschen vornehmen kann.

Ausrichtung: Beide Samenbläschen befinden sich in der Frontalebene. Ihre Hauptachse bildet einen Winkel von 20–30° zur Basis der Prostata.

Lagebeziehungen

(Abb. 7) Die Samenbläschen haben selbst keine Kapsel aus glatten Muskelfasern, werden aber von der rectoprostatischen (Denonvilliers-)Faszie eingehüllt, die – wie bereits erwähnt – mit vielen glatten Muskelfasern und Venolen ausgestattet ist.

BEDEUTUNG AUS OSTEOPATHISCHER SICHT

Dass Listening und Induktionstechniken bei Strukturen mit glatten Muskelfasern besonders wirkungsvoll sind, ist bereits angesprochen worden. Während sich bei der Prostata Fasern der Fascia rectoprostatica und der Prostatakapsel durchmischen, ist das bei den Samenbläschen nicht der Fall. Daher ist anzunehmen, dass viszerale Manipulationstechniken hier weniger eine propriozeptive als vielmehr eine hormonell-stimulierende Wirkung entfalten.

Fascia rectoprostatica

Obwohl sie bereits im Zusammenhang mit der Prostata beschrieben wurde, soll sie hier noch einmal genauer dargestellt werden, weil sie so wichtig für die manuelle Behandlung ist. Es handelt sich um eine viereckige Bindegewebsplatte, die sich *kranial* an den Douglas-Raum

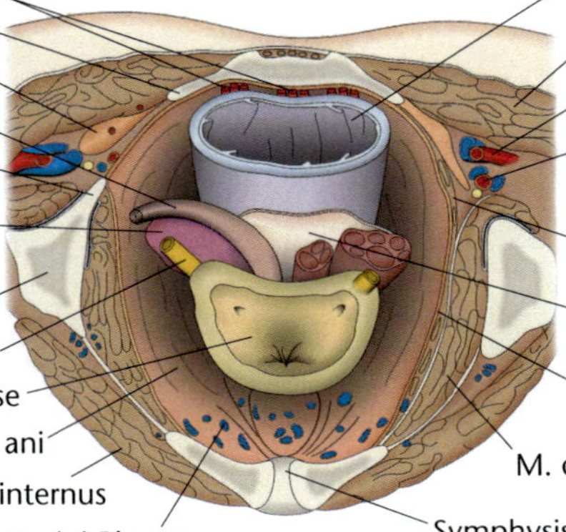

Abb. 7: *Lagebeziehungen der Samenbläschen*

(Excavatio rectovesicalis) anschließt und sich *kaudal* an die mittlere Dammfaszie heftet, nachdem sie die Rückseite der Prostata überzogen hat. An den Seitenrändern ist sie – vor allem unten (kaudal) – mit den Laminae sacro-recto-genito-vesico-pubicae verbunden.
Mit den umgebenden Faszien und Gefäßen bilden die Samenbläschen eine Art Trennschicht (in frontaler Ebene), durch die das kleine Becken in einen ventralen oder prostatovesikalen und einen dorsalen oder rektalen Teil unterteilt wird.

Halt gebende Strukturen und Mobilität
Die Samenbläschen sind an der Basis der Prostata befestigt, bleiben jedoch in anterior-posteriorer Richtung sowie nach lateral beweglich. Es sei daran erinnert, dass sich die Prostata nur in begrenztem Umfang seitlich verschieben lässt.
Die Samenbläschen machen bei Bewegungen der Harnblase und des Darms mit.

Wichtige Nachbarstrukturen
Ventral der Blasenfundus, dorsal die Vorderseite des Rektums, kaudal die Basis der Prostata, kranial der Douglas-Raum (Excavatio rectovesicalis) sowie das Peritoneum, von dem sie zum Teil bedeckt werden.

Nervenversorgung
Erfolgt durch den Plexus hypogastricus.

Venen
Über reich verzweigte Venenplexus in ihrer Umgebung stehen die Samenbläschen mit dem venösen System des kleinen Beckens in Verbindung.

BEHANDLUNGSTIPP

Bei Manipulationen der Prostata oder Samenbläschen müssen immer auch die rektalen Venen und die Leber in die Behandlung einbezogen werden. Ohne die Leber und die Ernährungsweise des Patienten zu berücksichtigen, lassen sich z. B. Hämorrhoiden nicht zufrieden stellend behandeln.

Palpation

(Näheres s. Kap. 4.4) Sie erfolgt von rektal. Man folgt den Seitenrändern der Prostata nach kranial. Mit zunehmender Erfahrung wird man die unterschiedliche Festigkeit von Prostata und Samenbläschen immer besser spüren können. Ein weiteres Unterscheidungsmerkmal besteht in der größeren Beweglichkeit bzw. seitlichen Verschieblichkeit der Samenbläschen im Vergleich zur Prostata.

1.3 Rektum

Da Palpation und Manipulation der Prostata meist von rektal erfolgen, ist es wichtig, die charakteristischen topografischen Bezugspunkte gut zu kennen. Deshalb soll hier auch der Rektumbereich besprochen werden.

Die „Loge" des Rektums (Mastdarm) wird nach vorn von der rectoprostatischen (Denonvilliers'schen) Faszie und nach kranial – weniger deutlich – vom Peritoneum begrenzt.

Der hinter den Samenbläschen und der Prostata befindliche prärektale Raum reicht bis an das Rektum. Er wird unten durch die Verbindung zwischen Rektum und kaudalem Teil der Fascia rectoprostatica bzw. durch den Beckenboden abgeschlossen.

Wichtige Nachbarstrukturen

Hinten am **Douglas-Raum (Excavatio rectovesicalis)** setzt der obere Rand der Fascia rectoprostatica (Denonvilliers-Faszie) an. Seitlich wird er von breiten peritonealen Umschlagfalten zwischen Blase und Rektum begrenzt, die gelegentlich auch als rektovesikale Faszie bezeichnet werden. Sie ähneln den Ligg. sacrouterina der Frau, sind aber weniger robust und auch weniger gut entwickelt; stattdessen weisen sie ein paar glatte Muskelfasern auf.

BEDEUTUNG AUS OSTEOPATHISCHER SICHT

Dass hier möglicherweise glatte Muskelfasern vorhanden sind, ist wichtig für den Behandlungserfolg. Es sei daran erinnert, dass Ligamente mit glatten Muskelfasern sehr viel empfänglicher für Ecoute- und Induktionstechniken sind.

Bei leerer Blase ist der Douglas-Raum (Excavatio rectovesicalis) eines erwachsenen Mann ca. 1–1,5 cm von der Prostatabasis entfernt. Er befindet sich etwa 6 cm oberhalb des Anus und ist daher von rektal zu tasten.
An den Douglas-Raum (Excavatio rectovesicalis) schließt sich unten ein **extraperitonealer Bereich** an. Hier hat das Rektum vorn Verbindung zum vesikalen Abschnitt der Prostata, genauer gesagt mit dem (bezogen auf die Medianlinie) Dreieck zwischen beiden Ductus deferentes. Die Samenleiter bilden die Schenkel dieses Dreiecks, die Prostata seine Spitze und der Douglas-Raum (Excavatio rectovesicalis) seine Basis. In Höhe der oberen Winkel dieses Dreiecks überkreuzt jeweils der Ureter von oben-lateral nach unten-medial den Ductus deferens rechts und links. Bei leerer Blase ist das Dreieck 2 cm und bei gefüllter Blase 4,5 cm lang. In diesem Bereich ist die Harnblase nur durch die rectoprostatischen Faszie vom Rektum getrennt.

Zusammenfassung

Vom Rektum aus lassen sich folgende Strukturen erreichen: Prostata, Harnblase, Samenbläschen, Samen- und Harnleiter. Wie sie von rektal untersucht bzw. behandelt werden können, steht im Kap. 4.4.

1.4 Leistenkanal (Canalis inguinalis)

Testut hat die Bezeichnung „Leistenkanal“ stets mit der Begründung abgelehnt, es handle sich lediglich um eine an den Samenstrang und seine Umgebung aus Muskeln und Nerven angelehnte Bahn. Für uns ist es insofern ein Kanal, als man einen Finger in ihn einführen und so bestimmte genitale Nerven direkt stimulieren kann.
Lage und Ausrichtung (s. Abb. 8): Der Leistenkanal (Canalis inguinalis) befindet sich auf der Innenseite des Leistenbandes (Lig. inguinale, Poupart-Band) und wird unter anderem aus der Faszie des M. obliquus externus abdominis gebildet. Er verläuft wie das Leistenband unter leichter Vorverlagerung (weiter nach ventral) von lateral-oben nach medial-unten.
Länge: Er ist etwa 4–5 cm lang, doch seine Länge kann – abhängig von der Gestalt eines Mannes und der Grundspannung des Gewebes – erheblich schwanken.

Aufbau des Leistenkanals

Um den Aufbau des Leistenkanals verstehen zu können, muss man sich die unteren Ansatzstellen der Mm. obliquus externus und internus abdominis sowie des M. transversus abdominis genauer ansehen (s. Abb. 9).

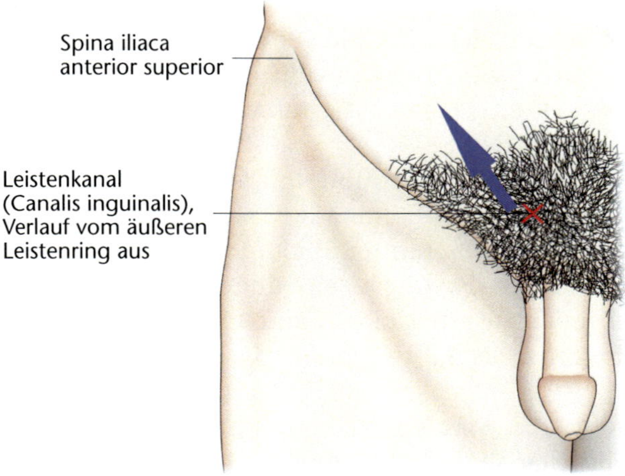

Abb. 8: *Ausrichtung des Leistenkanals (Canalis inguinalis)*

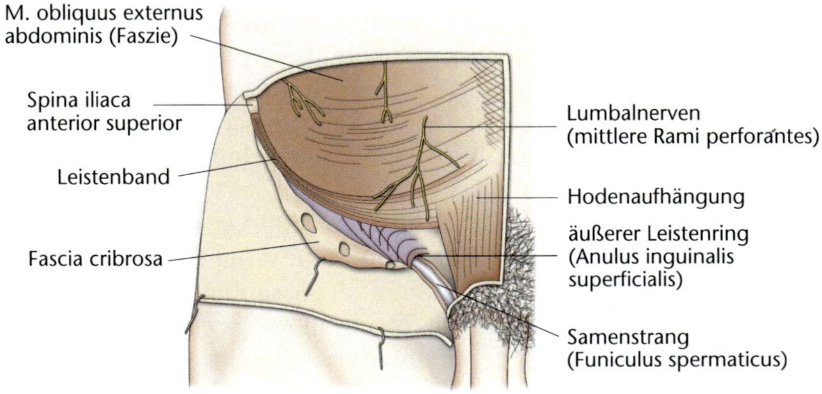

Abb. 9: *Aufbau des Leistenkanals (nahe der Oberfläche)*

Die Faszie bzw. Aponeurose des **M. obliquus externus abdominis** endet

- mit ihren oberen Faserbündeln an der Linea alba (Rektusscheide),
- mit ihren unteren Faserbündeln, die von der Spina iliaca anterior superior aus nach unten und innen ziehen, in einem relativ festen Strang, dem Lig. inguinale (bzw. Poupart-Band), das noch durch Fasern der Fascia iliaca verstärkt wird. Fasern dieses Leistenbands wölben sich über die Femoralgefäße und bilden eine Umschlagfalte, die schräg von ventrokranial nach dorsokaudal verläuft, ehe sie am Pecten ossis pubis inserieren (= Lig. lacunare bzw. Gimbernat-Band);
- mit ihren mittleren Faserbündeln am Schambein (Os pubis). Während die oberflächlichen (äußeren) Fasern dieser Gruppe insgesamt zum Tuberculum pubicum ziehen und sich nur vereinzelt mit Fasern der Gegenseite überkreuzen, heften sich die tiefer gelegenen Fasern (Colles-Band) erst an den gegenüber liegenden Pecten ossis pubis.

Die am Os pubis ansetzenden Fasergruppen der M.-obliquus-externus-Faszie bilden Schenkel (Crus mediale bzw. laterale), von denen der äußere Leistenring (Anulus inguinalis superficialis) begrenzt und gestützt wird.
Außerhalb der Spina iliaca anterior superior und im äußeren Drittel des Leistenbandes entspringen die unteren Faserbündel des **M. obliquus internus abdominis** (s. Abb. 10). Der untere Teil dieser Muskelfaszie schlägt nach mediokaudal um und vereinigt sich mit der Faszie des M. transversus, bevor sie gemeinsam am Schambein (Tuberculum pubicum und Pecten ossis pubis) inserieren. Am unteren Rand des M. obliquus internus ist die äußere Schicht des M. cremaster zu erkennen.
Die ebenfalls von der Spina iliaca anterior superior und dem äußeren Drittel des Leistenbandes ausgehenden unteren Faserbündel des **M. transversus abdominis** ziehen in mediokaudaler Richtung und vereinigen sich mit der Faszie des M. obliquus internus. Die auch als „gemeinsame Endsehne“ bezeichnete Faszie beider Muskeln setzt an der Symphyse sowie dem zwischen Tuberculum pubicum und Pecten ossis pubis gelegenen Schambeinbereich an (s. Abb. 11).

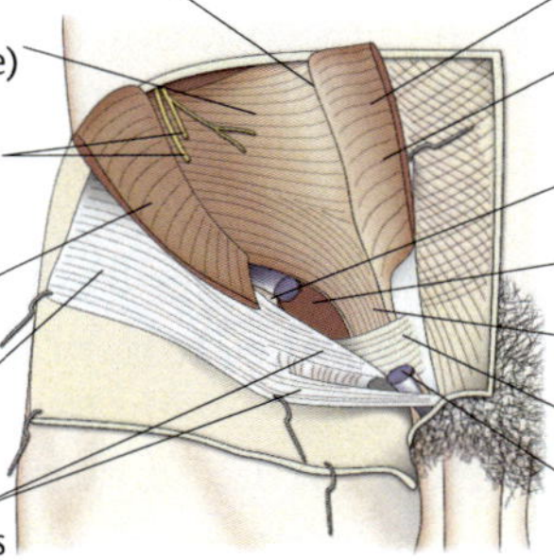

***Abb. 10:** Aufbau des Leistenkanals (in der Tiefe)*

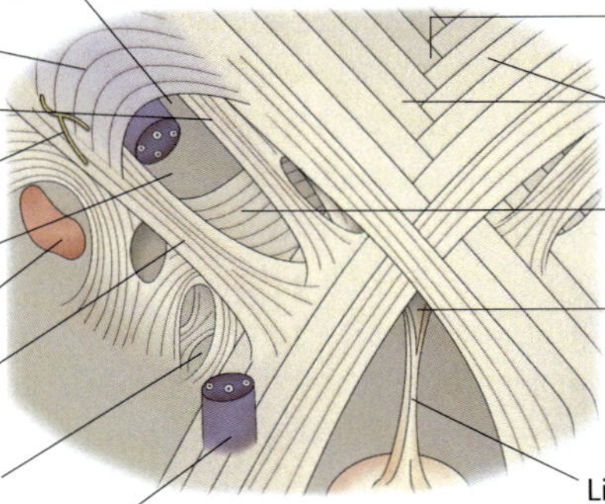

***Abb. 11:** „Gemeinsame Endsehne"*

Die **Fascia transversalis** heftet sich am unteren Ende an die iliakale Faszie. Vom inneren Leistenring (Anulus inguinalis profundus) aus setzt sie sich innerhalb des Leistenkanals nach unten fort und bildet eine Hüllschicht um die Samenstränge (Funiculi spermatici) und Hoden. Eng mit dem Leistenband verbunden, bedeckt sie die Femoralgefäße und wird von mehreren Ligamenten verstärkt (z. B. Lig. fo-

veolare oder Hesselbach-Band, Henle-Ligament [Falx inguinalis], Lig. arcuatum pubis).
Knapp oberhalb der Stelle, an der sich Fascia transversalis und Fascia iliaca vereinigen, schlägt das **Peritoneum**, das sich auf der Rückseite des Inguinalbereichs ausbreitet, von kaudal nach hinten um und kleidet die Fossa iliaca innen aus. In diesem Bereich ist das Peritoneum relativ frei, bis auf den äußeren Rand des inneren Leistenrings. Die festere Auflage des Peritoneums dort kommt durch Bindegewebsstränge (Reste der fetalen Processus vaginales peritonei) und seine Verbindung mit der tieferen Schicht des M. cremaster zustande.

Wandaufbau des Leistenkanals

Ventral ist der Leistenkanal in anterior-posteriorer Richtung mit einer dicken und widerstandsfähigen Wandschicht ausgestattet. Sie setzt sich aus Bindegewebsfasern (Faszie des M. obliquus externus), Subkutangewebe und Haut zusammen. Auf den Samensträngen zieht sich vorn die Außenschicht des M. cremaster entlang.
Die **dorsale** Wand ist schwächer. Sie wird von der Fascia transversalis gebildet und durch Ligamente wie das Hesselbach-, Henle- und Colles-Band verstärkt. Kräftiger ist nur der Abschnitt am Rand des inneren Leistenrings, und auch die von der gemeinsamen Faszie des M. obliquus internus und M. transversus ausgekleidete Innenwand des Leistenkanals ist fester. Doch der Bereich dazwischen bietet so geringen Widerstand, dass der Leistenkanal durch den intestinalen Druck von dorsal eingedellt wird. Hier befindet sich die Schwachstelle, an der die meisten direkten Hernien auftreten.
Der **kaudale** Rand stimmt mit der Faszie des M. obliquus externus überein, die am Pecten ossis pubis ansetzt, und entspricht dem innen gelegenen Anteil des Leistenbandes.
Kranial wird der Leistenkanal vom Unterrand der Mm. obliquus internus und transversus begrenzt.

Äußerer und innerer Leistenring (Anulus inguinalis superficialis und profundus)

Der Leistenkanal hat zwei Öffnungen, den äußeren Leistenring (Anulus inguinalis superficialis) im Bereich der Haut und den inneren Leistenring (Anulus inguinalis profundus) mit engem Kontakt zum Peritoneum.

BEDEUTUNG AUS OSTEOPATHISCHER SICHT

Durch die innere Öffnung des Leistenkanals ergibt sich eine Möglichkeit, direkt Einfluss auf das Peritoneum zu nehmen. Wenn es z. B. aufgrund von postoperativen peritonealen Verwachsungen (Adhäsionen) zu einer einseitigen Verspannung im Gewebe gekommen ist, lässt sich am inneren Leistenring spüren, ob sie ipsilateral oder kompensatorisch kontralateral besteht.

Jede Operation hat mehr oder weniger ausgeprägte Adhäsionen zur Folge. Befragt man die Patienten, stellt sich oft heraus, dass verschiedene Hernien (wie Inguinal-, Hiatushernien, Nabelbruch etc.) bei ihnen ein paar Monate oder Jahre nach einem chirurgischen Eingriff aufgetreten waren. Die Hernien können durchaus auch weiter vom Operationsgebiet entfernt sein. Weil Adhäsionen und Gewebeschrumpfungen das Kräftegleichgewicht empfindlich stören, sind sie natürliche Schwachstellen, die als Erstes nachgeben.

Äußerer Leistenring (Anulus inguinalis superficialis)

Er befindet sich vom Tuberculum pubicum aus nach innen über dem Schambein und wird **lateral** vom M. obliquus externus begrenzt. Dieser Muskel zieht mit zwei sehnigen Faserbündeln zum Os pubis, die dem Leistenring als innere und äußere „Stützpfeiler" dienen. Während die äußeren Fasern am Tuberculum pubicum und am Corpus ossis pubis inserieren, wird der Leistenring **medial** von den innen verlaufenden Fasern, die am Schambein ansetzen, stabilisiert. Bogenförmige Fasern zwischen den beiden „Stützpfeilern" begrenzen den Leistenring **kranial**, und das Colles-Band (oder der hintere „Stützpfeiler" aus Fasern des M. obliquus externus der Gegenseite) bildet den **kaudalen** Rand (s. Abb. 12).

Maße: Der ovale äußere Leistenring ist schräg gestellt und hat diagonal von unten-medial nach oben-lateral gemessen seinen größten Durchmesser. Bei einer Größe von 2,5 cm Länge und 1–1,5 cm Breite gewährt er leichten Zugang zum Nervensystem im Leistenkanal, denn der Zeige- oder Mittelfinger lässt sich ohne weiteres einführen.

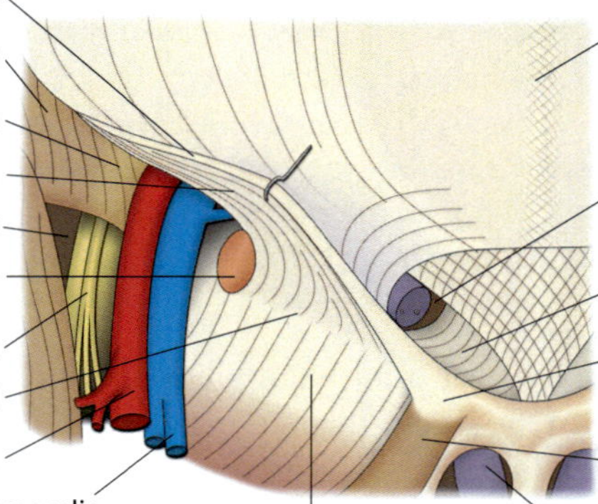

Abb. 12: *Äußerer Leistenring (Anulus inguinalis superficialis)*

BEHANDLUNGSTIPP

Bei Kontraktion der Bauchmuskeln verengt sich der Leistenring sehr stark. Damit die Muskeln entspannt sind, sollten die Patienten bequem liegen (ein Kissen unter dem Kopf und ein Bein angewinkelt), bevor man den Finger in den Leistenkanal schiebt. Um den Widerstand von kaudal zu beurteilen, kann man die Patienten auch bitten, während der Untersuchung des Leistenkanals die Bauchmuskeln anzuspannen.

Innerer Leistenring (Anulus inguinalis profundus)

Er befindet sich im Inneren des Leistenbands, etwa 5 cm vom Tuberculum pubicum nach außen und ca. 7 cm von der Rektusscheide (Linea alba) entfernt. Sein größter Durchmesser beträgt 1–1,5 cm. Wenn man den Finger in den äußeren Leistenring eingeführt hat, kann man ihn in medialer Richtung (zum inneren Leistenring hin) vorstoßen, um so peritoneale Adhäsionen von ventral zu behandeln.

Inhalt des Leistenkanals

Der Leistenkanal umschließt den Samenstrang (Funiculus spermaticus), der aus dem Samenleiter (Ductus deferens) mit Begleitgefäßen wie der A. ductus defentis oder A. spermatica, einem starken Venengeflecht (Plexus pampiniformis, mündet links in der V. renalis sinistra und rechts in der V. cava inferior), testikulären Lymphgefäßen und verzweigten Nerven des Truncus sympathicus besteht. Alle Bestandteile befinden sich in einer Bindegewebshülle, die aus der Fascia transversalis hervorgeht und auf der die genitalen Äste des N. iliohypogastricus, des N. ilioinguinalis und des N. genitofemoralis verlaufen (s. Abb. 13).

Embryonale Entwicklung

Bis zum 7. Schwangerschaftsmonat liegen sich die beiden Leistenringe gegenüber, da der Leistenkanal praktisch noch nicht existiert. Erst später, wenn sich der Querdurchmesser des Beckens vergrößert, entfernen sich die beiden Leistenringe voneinander. Der zunächst

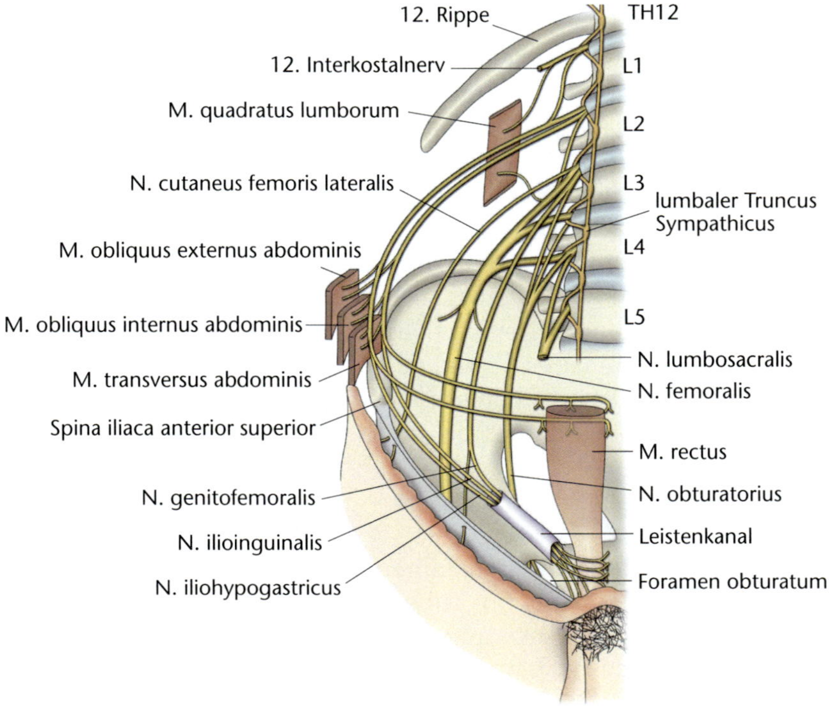

Abb. 13: Nerven im Bereich des Leistenkanals

annähernd anterior-posterior verlaufende Leistenkanal richtet sich nun schräg aus und wird länger.
Im 6. bis 7. Schwangerschaftsmonat stellen sich die Hoden intraabdominal in den Leistenkanal ein und verlassen ihn durch die äußere Öffnung, um in den Hodensack hinabzusteigen. Während des Descensus testis wird Peritoneum mit nach unten gezogen und bildet als Tunica vaginalis peritonei (bzw. propria testis) eine Hüllschicht um die Hoden.
Im 9. Schwangerschaftsmonat nehmen die Hoden ihre endgültige Position ein. Bis dahin sind die beiden Hohlräume, die von den Tunicae vaginales eingeschlossen werden, durch einen Gang (Processus vaginalis peritonei) miteinander verbunden. Sobald der Descensus testis beendet ist, verschließt sich der Gang und verkümmert. Zurück bleibt nur die Tunica vaginalis testis als seröse Hodenhülle (mit Lamina parietalis u. visceralis). Bei der Geburt ist die Rückbildung des Gangs mehr oder weniger weit fortgeschritten, sollte aber zumindest schon begonnen haben.
Einen Monat nach der Geburt ist der Gang bei mehr als 75% der Neugeborenen obliteriert. Und beim erwachsenen Mann bleibt von ihm nur die Fossa inguinalis lateralis übrig. Wenn sich der Gang nur unvollständig verschließt, disponiert das zu bestimmten Formen einer Hydrozele oder Inguinalhernie an dieser Stelle.

Leistenkanal der Frau

Im ca. 1 cm längeren Leistenkanal der Frau verläuft nur das Lig. teres uteri mit begleitenden Nerven (Nn. iliohypogastricus, ilioinguinalis und genitofemoralis). Aufgrund dessen kann er viel enger sein. Das erklärt großenteils, weshalb es bei Frauen seltener zu Inguinalhernien kommt als bei Männern.

M. cremaster und Bauchmuskeln

M. cremaster

Dieser Muskel begleitet den Samenstrang in voller Länge. Medial hat er seinen Ursprung am Tuberculum pubicum und lateral an der Spina iliaca. Er setzt proximal am Leistenband und in der Nähe des äußeren Leistenrings an (s. Abb. 14). Distal reicht er bis an die Hoden heran und umhüllt sie mit der Fascia cremasterica (s. Abb. 15).

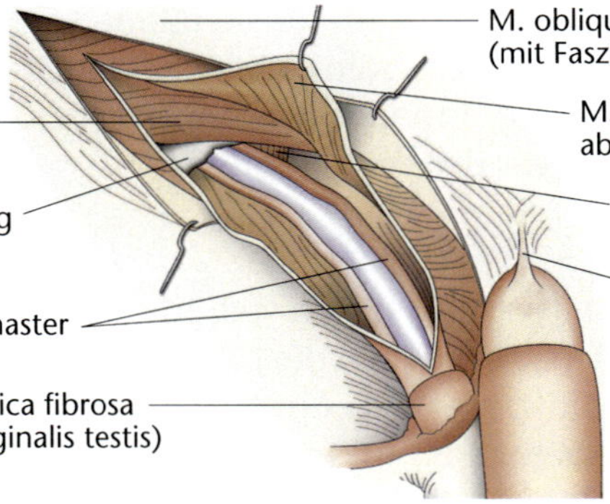

Abb. 14: *Proximaler Bereich des M. cremaster*

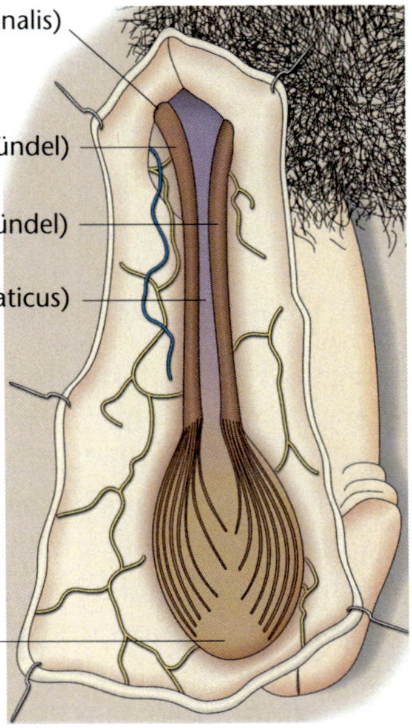

Abb. 15: *Distaler Bereich des M. cremaster*

Als „Hebemuskel“ der Hoden kann er sie näher an den Leistenring heranziehen. Wenn er sich kontrahiert, nimmt der Druck auf die Hoden und Nebenhoden im Inneren des Skrotums zu. Dadurch wird das Sperma in die Ductus deferentes befördert.

Bauchmuskeln

Teile der **Fascia transversalis** setzen sich in der Fascia spermatica interna fort. In ihrem Gefolge trägt die Faszie des **M. obliquus externus** zur Fascia cremasterica bei. Am M. cremaster sind auch der **M. obliquus internus** und der **M. transversus abdominis** beteiligt. Kaudale Ausläufer des M. obliquus internus aus dem Leistenkanal folgen dem Samenstrang gelegentlich hinunter bis zum Skrotum.

BEDEUTUNG AUS OSTEOPATHISCHER SICHT

Dieser Abschnitt unterstreicht die wechselseitige Abhängigkeit zwischen Bauchmuskeln, Leistenkanal und Hoden. Gezielte Manipulationen des Leistenkanals können vermutlich helfen, die Druckverhältnisse für Hoden, Nebenhoden und Samenleiter zu verbessern. Denkbar wäre aber auch eine zentrale Wirkung (hormonelles Gleichgewicht).

1.5 Samenleiter (Ductus deferens)

Ductus deferens (Samenleiter heißt der 50–60 cm lange Ausführungsgang des Hodens. Er hat einen Durchmesser von 3–4 mm. Sein distaler Abschnitt wird ab der Vereinigung mit dem Samenbläschengang als Ductus ejaculatorius bezeichnet (s. Abb. 16).
Der pelvine Abschnitt des Ductus deferens ist über 20 cm lang und reicht vom Anulus inguinalis profundus bis zur Basis der Prostata. Dann verändert sich seine ursprünglich zylindrische Form und flacht in anterior-posteriorer Richtung ab, d.h. er wird breiter und ungleichmäßiger. An dieser Stelle mündet der Samenbläschengang in die Ampulla ductus deferentis und ab hier beginnt der prostatische Abschnitt des Samenleiters (Ductus ejaculatorius).
In Nähe der Harnblase ist der Ductus deferens von Peritoneum bedeckt. Er verläuft hier in einer Gewebeschicht, die die Seitenflächen der Blase vom M. levator ani abgrenzt. Hinter der Harnblase wird er

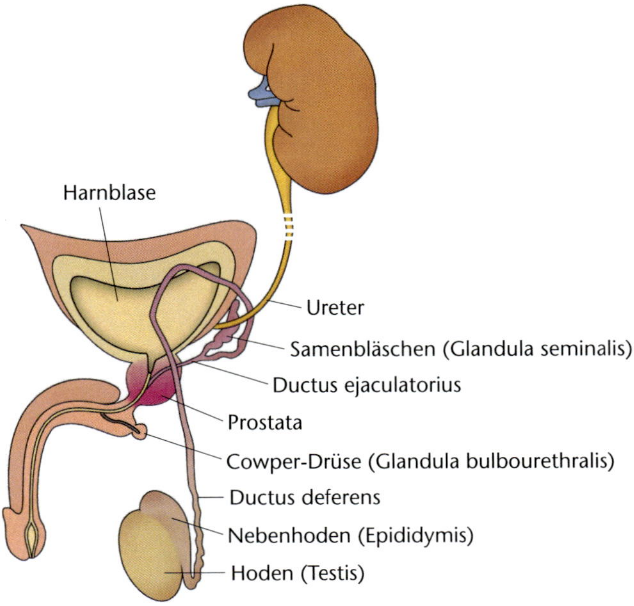

***Abb. 16:** Ductus deferens und Samenbläschen*

wie das gleichseitige Samenbläschen, dem er sich anlagert, von der Fascia rectoprostatica umhüllt.

Funktionen

Da die Muskelschicht des Ductus deferens sehr gut entwickelt ist, fühlt er sich ziemlich fest an und hat eine knorpelähnliche Konsistenz. Die Muskelfasern können spiralförmig oder längs gerichtet sein und sich einrollen. Vermutlich spielen sie nicht nur eine wichtige Rolle für die Aufrechterhaltung des Drucks im Inneren des Samenleiters, sondern können den Druck noch verstärken, um die Passage der Spermatozoen zu beschleunigen.

Man sollte sich einmal klarmachen, dass über Druckschwankungen in zahlreichen Gängen des männlichen und des weiblichen Genitaltrakts ein möglichst schneller Transport der Samen- oder Eizellen sichergestellt wird. Unter dem Einfluss mechanischer, chemischer, hormoneller und psychischer Stimuli kann sich der Druck von einem Moment zum anderen verändern. Indem sie gezielt auf die Muskelschicht in der Wand der Gänge einwirken, lösen diese Reize eine – für subtile Vorgänge wie die Fertilität – optimale Reaktion aus.

Ductus ejaculatorii

Ab der Ampulla ductus deferentis und der Einmündung des Samenbläschengangs beginnen die Ductus ejaculatorii (s. Abb. 17). Sie sind nur 2–2,5 cm lang und münden im prostatischen Teil der Harnröhre mit einer winzigen Öffnung zu beiden Seiten des Utriculus seminalis auf dem Samenhügel. Ihre anfängliche Weite von 0,15 cm verringert sich distal auf 0,5 mm. Das bedeutet, dass jedes kleinste funktionelle (z. B. Spasmus) oder mechanische Hindernis die Passage des Spermas empfindlich stören kann. Die Endabschnitte der Samenleiter befinden sich fast vollständig im dichten Bindegewebe der Prostata, die sie schräg von dorsokranial nach ventrokaudal durchqueren. Manipulationen der Prostata wirken sich daher auch auf die Ductus ejaculatorii aus.

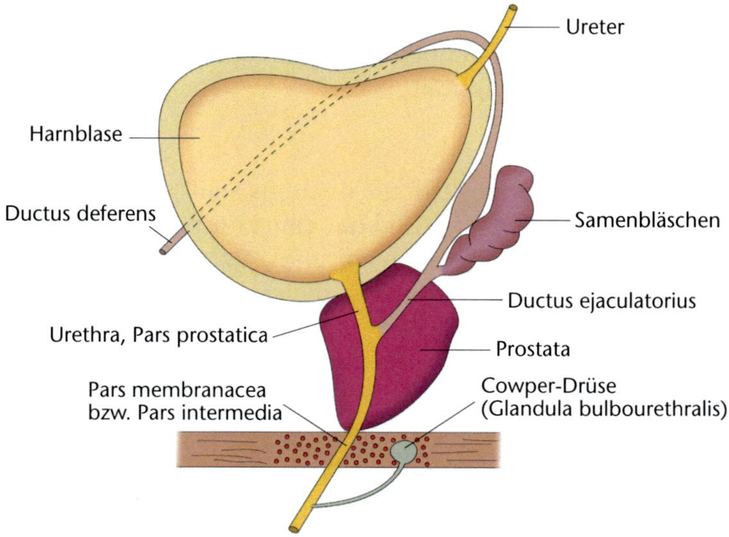

Abb. 17: *Ductus ejaculatorii*

BEDEUTUNG AUS OSTEOPATHISCHER SICHT

Wir kennen keine Behandlungstechniken, die sich direkt auf die Samenleiter anwenden ließen. Daher ergibt sich nur über die Prostata (vor allem den Colliculus seminalis) und die Samenbläschen eine Möglichkeit, indirekt auf die Ductus deferentes Einfluss zu nehmen.

2 FUNKTIONEN DER PROSTATA

Die Prostata spielt eine wichtige Rolle für die Zusammensetzung des Spermas und den Schutz der Spermien auf ihrer Wanderung von der Vagina zum Eileiter. Ihre wichtigsten Funktionen:

- **viszeraler Zusammenhalt:** Die Prostata trägt mit zur Stabilisierung der Organe im kleinen Becken bei, vor allem der Harnblase, die ihr unmittelbar aufliegt. Übernehmen kann sie diese Rolle dank ihrer Festigkeit, ihrer Aufhängung sowie ihres Venensystems.
- **Harnkontinenz:** Neben dem glatten und gestreiften Harnröhrensphinkter (unwillkürlicher und willkürlicher Verschlussmechanismus) ist beim Mann – aufgrund ihrer Lage – auch die Prostata am Zustandekommen der Harnkontinenz beteiligt.
- **Sekretion:** Die Prostata sondert ein milchig-trübes, alkalisches Sekret ab, in dem unter anderem alkalische Phosphatase enthalten ist und durch das sich das Volumen (die Menge) der Samenflüssigkeit erheblich vergrößert. Sie produziert außerdem ein Enzym, das die Spermienbeweglichkeit beeinflusst – das prostataspezifische Antigen (PSA). Der PSA-Wert dient als wichtiger Tumormarker (s. Kap. 3.1).
- **Befruchtungsfähiges (fertiles) Sperma:** Auch in die Bildung eines befruchtungsfähigen (fertilen) Spermas ist die Prostata eingeschaltet. Denn sie ist – wie Muskeln, Haare und Sexualfunktionen (Libido und Erektion) – eines der Zielorgane für das männliche Hormon Testosteron.
- **Ernährung der Spermien:** Da Spermien Fruktose und Zink benötigen, um voll funktionsfähig zu sein, und die Prostata Zink aus dem Blut aufnehmen kann, werden sie von ihr mit diesen beiden unverzichtbaren Nährstoffen versorgt.
  Die Prostata dient sozusagen zur Unterstützung von Fertilität und Beweglichkeit der Spermien. Ohne ihre rasche Beweglichkeit würden die Samenzellen schon vor dem Erreichen der Eizelle zerstört.
- **Schutz vor dem sauren Vaginalmilieu:** Sperma besteht aus den Sekreten der Nebenhoden, der Samenbläschen und der Prostata und hat einen pH-Wert um 8,3. Bei einer Ejakulation werden ca. 3,5 cm^3 Sperma mit den darin enthaltenen rund 60–120 Millio-

nen Samenzellen pro cm^3 ausgestoßen. Dass den Spermien das saure Vaginalmilieu (pH von 4,0) nichts anhaben kann, liegt am alkalischen pH des Prostatasekrets sowie des Vaginalschleims und des oberen weiblichen Genitaltrakts.

- **Verhinderung einer retrograden Ejakulation:** Durch den Samenhügel (Colliculus seminalis) wird eine retrograde Ejakulation verhindert. Er erhebt sich auf der Dorsalseite der Prostata und besteht aus erektilem Gewebe. Weil dieses Gewebe bei einer Erektion anschwillt und nach vorn auf die Harnröhre drückt, wird sowohl eine Miktion als auch ein Zurückfließen des Ejakulats in die Harnblase verhindert. Oberhalb des Samenhügels befindet sich der 1,2 cm lange Schlauch des Utriculus prostaticus. Er verläuft nach hinten zu den Seitenlappen der Prostata und endet zwischen den beiden Ductus ejaculatorii.
  Wie wir noch sehen werden, kommt es nach operativen Eingriffen an der Prostata fast immer zu schweren Komplikationen, wie z.B. einer retrograden Ejakulation.

3 ERKRANKUNGEN DER PROSTATA

Auch wenn die statistischen Angaben zur Häufigkeit von Prostatabeschwerden je nach Autor schwanken, werden sie übereinstimmend als echte Gefahr für den Mann eingeschätzt.
Derzeit ist davon auszugehen, dass im statistischen Durchschnitt 30% der Männer unter 50 Jahren an Miktionsstörungen leiden und dass sich bei mehr als der Hälfte der Männer ab 50 Jahren eine benigne Prostatahyperplasie herausbildet.
Auch Osteopathen sehen sich immer häufiger mit diesen Problemen konfrontiert. Die klassischen Behandlungsansätze befinden sich zwar in ständiger Weiterentwicklung, bleiben aber dennoch mit schweren Nebenwirkungen wie Impotenz oder Inkontinenz behaftet.
Im Kapitel 4 wird gezeigt, dass eine osteopathische Behandlung keine Komplikationen nach sich zieht und dass sich im denkbar schlechtesten Fall lediglich keine Symptombesserung erreichen lässt.
Im Folgenden soll auf Erkrankungen wie benigne Prostatahyperplasie, Prostatakrebs und Prostatitis näher eingegangen werden.

3.1 Benigne Prostatahyperplasie (BPH)

Definition

Hierunter ist eine Wucherung des Stromas und Drüsenepithels der Prostata zu verstehen, die mit einer Neuaufteilung der Drüsengänge einhergeht und auch als Prostataadenom bezeichnet wird. Die BPH führt zu einer Vergrößerung der Prostata und zu einer Kompression des prostatischen Teils der Urethra.

→ HINWEIS

Der entscheidende pathogene Faktor ist nicht die Größe des Adenoms, sondern die funktionelle Beeinträchtigung durch die BPH. Tatsächlich verursacht ein Adenom, das sich im Wesentlichen zum Rektum hin ausbreitet, keine besonderen Beschwerden.

Bei einer vergrößerten Prostata sollte auch die **Festigkeit** beurteilt werden, denn von ihr hängt es ab, ob der Druck in diesem Bereich zunimmt. Vor allem wenn sich das fibrosierte Gewebe im vorderen Teil der Prostata konzentriert, kommt es durch den erhöhten Druck zum Verschluss der Harnröhre. Bei 50% der Männer verläuft die BPH völlig beschwerdelos.
Gerade in unserem Beruf möchten wir den Nutzen der Behandlung oft mit modernen diagnostischen Methoden unter Beweis stellen. Will man die Größe der Prostata beurteilen, bietet sich eine Ultraschalluntersuchung an. Allerdings ist dabei zu berücksichtigen, dass osteopathische Manipulationen kaum Einfluss auf das Volumen der Prostata haben. Für unsere Behandlungsergebnisse sind Beweglichkeit und Festigkeit der Prostata wichtigere Anhaltspunkte. Doch lässt sich der Stellenwert dieser Parameter auch objektiv belegen?

Ätiologie und Pathogenese

Merkmale

- Die BPH ist durch mikroskopisch kleine Knoten im Prostatagewebe rund um die paraprostatischen Drüsen gekennzeichnet.
- Obwohl sie die häufigste benigne Tumorerkrankung des Mannes ist, besteht bei der BPH kein Entartungsrisiko (d.h. Gefahr des Übergangs zu Prostatakrebs).
- Die BPH kann sich schon relativ früh, d.h. mit 35–40 Jahren bemerkbar machen. Es ist aber normal, dass sich die Prostata ab diesem Alter vergrößert.

Ursachen

Es gibt mehrere, allerdings nicht gesicherte Hypothesen. Gegenwärtig erklären Urologen die BPH überwiegend durch eine hormonelle Störung im Alter. Nur tritt die BPH paradoxerweise immer früher auf.

Warum wird eine hormonelle Störung vermutet?

Als hormonabhängiges Organ wird die Prostata durch Androgene und vor allem durch Testosteron beeinflusst und vergrößert sich, sobald es zu einem Ungleichgewicht zwischen diesen Hormonen kommt. Es sei daran erinnert, dass 95% der Androgene, die frei im

Blut zirkulieren, in den Hoden gebildet werden. Dies geschieht unter dem Einfluss der Hypothalamus-Hypophysen-Achse: über sein Releasing-Hormon (LH-RH) wird das luteinisierende Hormon (LH) freigesetzt. Die restlichen 5% der männlichen Geschlechtshormone entstammen der Nebennierenrinde.

> **HINWEIS**
>
> In der Prostata selbst werden keine Hormone produziert.

Einflussfaktoren

- **Alter:** Wie schon erwähnt, manifestiert sich die BPH zunehmend früher, manchmal bereits mit 35–40 Jahren.
- **Stress:** Selbst wenn er kein direkter Auslöser ist, verstärkt Stress doch in erheblichem Maße die Symptome.
- **Ethnische Zugehörigkeit:** Afroamerikaner und Isländer weisen deutlich höhere Erkrankungsraten an BPH auf.
- **Veranlagung:** Das Risiko, an einer BPH zu erkranken, erhöht sich, wenn schon andere Fälle in der Familie aufgetreten sind.
- **Sexualität:** Die meisten Autoren versichern zwar, dass zwischen BPH und sexueller Aktivität kein Zusammenhang bestünde, doch unsere eigene Erfahrung widerspricht dieser Erkenntnis. Wenn es um ihre sexuelle Aktivität geht, neigen Männer oft dazu, die Realität zu verklären. Bei Umfragen würden sie kaum zugeben, nur alle drei Monate einmal Sex zu haben.
  Unserer Ansicht nach ist ein aktives Sexualleben weitaus erstrebenswerter. Denn beim Koitus werden die Muskeln im Genital-, Damm-, Abdominal- und Lendenbereich betätigt und darüber hinaus verbessert sich die Zirkulation der Körpersäfte. Immerhin ist das kleine Becken reich an Venenplexus.
  Die meisten Physiologen gehen davon aus, dass der männliche Orgasmus nicht unbedingt an eine Ejakulation gebunden ist, sondern vielmehr durch die gleichzeitige, plötzliche Kontraktion der Beckenbodenmuskulatur und der Fasern am Colliculus seminalis zustande kommt. Das ist ein weiterer Grund, den gesamten Bereich durch körperliche Aktivität zu stimulieren!
- **Geschlechtskrankheiten:** Ob sie zu einer BPH beitragen, konnte nicht nachgewiesen werden.

- **Nikotin- und Alkoholkonsum:** Auch wenn sie (z. B. von Professor Bernard Debré) nicht immer beanstandet werden, fragt man sich doch, ob man ihre schädlichen Wirkungen alle kennt. Wer spricht schon von Haut, Haaren und Muskeln, wenn es um die negativen Folgen des Nikotinkonsums geht? Und doch erkennt man gewohnheitsmäßige Raucher sofort an ihrer Haut und an den Haaren.
  Alkohol ist vor allem für die Gefäße toxisch und kann schwere vaskuläre Schädigungen verursachen. Obwohl er bei BPH keinen direkten Einfluss zu haben scheint, könnte der Alkoholkonsum wegen seiner schädlichen Wirkung auf den Blut- und Lymphfluss zumindest indirekt eine Rolle spielen.
- **Ernährung:** Männer mit BPH werden meist dazu angehalten, auf Alkohol (v. a. Weißwein), Gewürze, Schokolade, Fett und rotes Fleisch zu verzichten. Stattdessen empfiehlt man ihnen, mehr Gemüse (v. a. Tomaten und Brokkoli), Kürbis- oder Papayakerne zu essen und Wasser mit ein paar Spritzer Zitronensaft zu trinken.
- **Umweltverschmutzung:** Auch in dem Fall ist es schwierig, stichhaltige Beweise anzuführen. Allerdings dürften viele Erkrankungen in unserer Gesellschaft durch dieses gravierende Problem (mit)verursacht sein.
- **Wirbelsäulenprobleme:** Ob eine BPH möglicherweise durch vertebrale oder kokzygeale Veränderungen ausgelöst wird, lässt sich nicht schlüssig beweisen. Angesichts der Folgen, die solche Störungen auf die Durchblutung haben können, ist es aber durchaus vorstellbar, dass sie auch die Entwicklung einer BPH begünstigen bzw. den Verlauf beschleunigen.
- **Nierenprobleme:** Ohne es definitiv beweisen zu können, scheint eine eindeutige Beziehung zwischen der linken Niere und einer BPH zu bestehen. Im Umkehrschluss würde dann eine BPH renale Störungen mit sich bringen.
- **Sonstiges:** Männer mit BPH sollten langes Sitzen möglichst ebenso vermeiden wie Kälte. Anästhesien scheinen eine BPH verstärken zu können, denn nach chirurgischen Eingriffen kommt es häufiger zu einer Zustandsverschlechterung (Dekompensation).

Symptomatik

Die benigne Hyperplasie der Prostata (BPH) entwickelt sich schleichend und progressiv. Eindeutige klinische Zeichen sind erst im späteren Verlauf zu erkennen, d.h. wenn Entzündung und Fibrosierung zu einer Obstruktion (Kompression) der Harnröhre geführt haben. Die wichtigsten Zeichen sind:

- **Abschwächung** (d.h. geringerer Druck bzw. dünnerer Strahl) oder zeitweilige **Unterbrechung des Harnstrahls**.
- **Dysurie:** Schwierigkeiten beim Wasserlassen können anfangs noch durch verstärkte Detrusor-Kontraktionen kompensiert werden; in seltenen Fällen ist die Miktion auch schmerzhaft.
- **Verzögerte Miktion:** trotz Harndrangs fließt sekundenlang kein Urin.
- **Bauchpresse:** Der Patient kann nur unter Anspannung der Bauchmuskeln Wasser lassen.
- **Zuhilfenahme der Hand:** Der Patient drückt zur Unterstützung der Miktion mit der freien Hand gegen den Unterleib.
- **Imperativer Harndrang:** Der Patient muss sofort, d.h. die Blasenentleerung kann nicht aufgeschoben werden.
- **Unvollständige Blasenentleerung** bzw. **Restharn:** Der Patient hat nicht nur Schwierigkeiten, sondern muss auch wiederholt Wasser lassen.
- **Pollakisurie:** Drang zu häufigem Wasserlassen (geringer Mengen) am Tag oder in der Nacht. Weil sich diese Entwicklung allmählich vollzieht, kann es dem Patienten völlig normal vorkommen, dass er nachts immer häufiger aufstehen muss. Doch bei mehr als zwei Miktionen pro Nacht sollte man an eine BPH denken.
- **Blasenvergrößerung:** Der ständig vorhandene Restharn bewirkt eine leichte Dilatation der Blase. Gleichzeitig erhöht er das Risiko einer Infektion oder Steinbildung.
- **Hypertrophie des Detrusors:** Infolge einer erschwerten Harnentleerung beginnt der Detrusor dicker zu werden (zu hypertrophieren), und es bilden sich sehr schnell Blasendivertikel und -trabekel („Balkenblase") aus.
- **Vesikoureteraler Reflux:** Eine Blasenschwäche wirkt sich auf ihre gesamten Funktionen aus. Nach der anfänglichen Hypertrophie kommt es zur Schrumpfung und Überdehnung der Blase mit

einem Verlust an Muskelfasern. Wegen Insuffizienz des Ureter-Blasen-Übergangs (verschließt sich nicht mehr richtig bei Miktionen) kann dann Urin in die Harnleiter zurückfließen. Das stellt eine Eintrittspforte für Infektionserreger dar.

- **Nierenprobleme:** Sie können von akut während der Miktion auftretenden einfachen Nierenschmerzen bis hin zu einer Hydronephrose mit begleitender Nephritis (= Harnstauungsniere mit Nierenentzündung) reichen.
- **Venöse Stauung:** Funktionelle Störungen wirken sich auf das ganze Venensystem im kleinen Becken aus. Bei einer periprostatischen Varikose finden sich oft auch Hämorrhoiden. Die Venen der Prostata und ihrer Umgebung spielen eine wichtige Rolle für den innerprostatischen Druck. Außerdem schützen sie die Prostata vor mechanischen Schädigungen.
- **Inguinalhernien** („Leistenbruch“): Sie können sowohl Ursache als auch Folge urogenitaler Störungen bei Männern sein. Meist ist Pressen während der Miktion der Grund dafür, dass die Wände des Leistenkanals nachgeben. Es sei daran erinnert, dass Inguinalhernien bei Männern häufiger vorkommen, weil ihr Leistenkanal mehr Strukturen führt. Leistenhernien können über eine Störung des venösen bzw. Lymphflusses auch urogenitale oder renale Beschwerden (linke Niere) hervorrufen.
- **Lumbo- und Ischialgien:** Dass die V. spermatica links direkt in die Nierenvene einmündet, könnte erklären, weshalb Lenden- oder Ischiasbeschwerden häufiger links lokalisiert sind. Charakteristisch ist, dass diese Schmerzen nicht nur bei der Miktion, sondern auch nachts auftreten. Das trifft für Ischiasschmerzen mit rein mechanischer Ursache nicht zu, die sich höchstens bei einem Lagewechsel im Schlaf bemerkbar machen.
- **Harnsperre:** Bei einer akuten, äußerst schmerzhaften Harnretention in der Blase handelt es sich um einen Notfall. Hier ist die sofortige Einweisung in ein Krankenhaus erforderlich.

! ACHTUNG

Unerwünschte Wirkungen auf die Prostata haben auch bestimmte Medikamente wie z. B. Sympathomimetika (z. B. Nasentropfen), Tranquilizer, Antidepressiva, Antispasmodika und Anästhetika.

Verlauf

Unbehandelt kann eine BPH zu Harnsperre, Blasendivertikeln, Harnwegsinfekten, blutigem Urin (Hämaturie), Hydronephrose, Inkontinenz, Inguinalhernien, Hämorrhoiden, Miktions- und Ejakulationsschwierigkeiten, Lumbo- und Ischialgien, Unterleibsschmerzen sowie zu psychischen Problemen führen.

Diagnostik

Palpation von außen

Vor der rektalen Untersuchung wird der Patient erst noch von außen abgetastet. Dabei ist Folgendes zu beachten:

- Da Männern mit BPH sich bei der Miktion stärker anstrengen müssen, haben sie mit höherer Wahrscheinlichkeit eine Inguinalhernie.
- Die Lymphknoten im Leisten- und Abdominalbereich sind sorgfältig zu untersuchen. Bei einer Schwellung (Lymphadenitis) liegt vermutlich eine Infektion oder eine pathologische Bildung von prostatischem Gewebe vor.
- Durch Palpation der Nierenlager im Lendenbereich kann man vorab eine Hydronephrose ebenso ausschließen wie einen Druckschmerz der Nieren.

BEHANDLUNGSTIPP

Auf jeden Fall sollten zuerst die Nieren mobilisiert werden, bevor man zur Behandlung der Prostata übergeht. Auf diese Weise lässt sich eine erhöhte Empfindlichkeit der Nieren feststellen.

Rektale Untersuchung

Verschiedene Parameter der Prostata lassen sich am besten von rektal beurteilen (s. auch 4.4). Normalerweise fühlt sich die Prostata prall-elastisch an. Überprüft werden:

- Gesamtumfang,
- Ebenmäßigkeit (glatte Konturen),
- allgemeine Festigkeit, lokale Veränderungen (cave: tastbare Kno-

ten, Verhärtungen und Unregelmäßigkeiten können krebsverdächtig sein),
- Elastizität,
- Verschieblichkeit (seitlich und in anterior-posteriorer Richtung),
- Druckempfindlickeit (Zeichen für Prostatitis),
- Ausprägung der Mittelfurche (normalerweise gut zwischen den beiden ovalen Seitenlappen der Prostata zu spüren)
- und ob der Tastdruck starken Harndrang auslöst.

Auf einige dieser Parameter wird im Kapitel 4.4 noch ausführlicher eingegangen.

Differenzialdiagnostische Überlegungen

- Eine gleichmäßige (homogene) Volumenzunahme der Prostata spricht für eine benigne Hyperplasie (BPH), wenn die Prostata weiterhin gut abgegrenzt, schmerzfrei, fest und einigermaßen elastisch bleibt.
- Eine weiche – meist auf einen Seitenlappen beschränkte – sehr druckempfindliche Schwellung lässt eine Prostatitis vermuten.
- Eine sklerotische Veränderung (d.h. verhärtete Stelle), die unregelmäßig und nicht genau begrenzt ist, legt den Verdacht auf ein Prostatakarzinom nahe.

Ergänzende Untersuchungen

Urinanalyse: Mit der klassischen zytobakteriologischen Untersuchung des Urins können z.B. Harnwegsinfektionen und Hämaturie nachgewiesen werden.

Blutuntersuchung: Hinweise auf eine eventuelle Nierenbeteiligung ergeben sich aus der Höhe der Harnstoff- und Kreatininwerte im Serum.

PSA-Bestimmung: Das prostataspezifische Antigen (PSA) ist ein Protein, das von normalen Prostatazellen in verschwindend geringen Mengen, von Krebszellen aber vermehrt gebildet wird. Hinsichtlich der diagnostischen Bedeutung der PSA-Werte hat eine wichtige Weiterentwicklung stattgefunden. Heute errechnet man das Verhältnis zwischen freiem PSA und Gesamt-PSA: Je kleiner dieser Wert ist, desto wahrscheinlicher wird ein Prostatakarzinom.

➔ HINWEIS

Nicht jeder PSA-Anstieg ist gleichbedeutend mit einem Prostatakarzinom! Denn die PSA-Konzentration kann z. B. auch erhöht sein bei:

- BPH (benigner Prostatahyperplasie)
- akuter Prostatitis
- Harnverhalt
- rektaler Untersuchung
- kurz vorausgegangener Ejakulation
- nach längerem Sitzen (auf dem Fahrrad, im Auto) und
- nach manueller Behandlung des Steißbeins.

Transrektale Sonografie: Sie ermöglicht es, Größe und Form der Prostata per Ultraschall zu beurteilen.
Biopsie: Sie erfolgt unter sonografischer Kontrolle. Über eine rektal eingeführte Sonde lassen sich mehrere Gewebeproben für die Untersuchung gewinnen.

Therapie

Medikamentöse Behandlung

Sie fällt eigentlich nicht in unseren Zuständigkeitsbereich. Doch da die Patienten häufiger darüber sprechen, sollen die unterschiedlichen Möglichkeiten hier kurz genannt werden.

- **Pflanzenextrakte:** Die Rinde des Afrikanischen Pflaumenbaums *(Pygeum africanum)* scheint die Prostata bzw. die Folgen einer BPH günstig zu beeinflussen. Dagegen soll die Zwergpalme aus Florida *(Serenoa repens)* eine hormonell ausgleichende Wirkung entfalten und so die Entstehung einer BPH verhindern können.
- **Alphablocker:** Sie wirken sich nicht unmittelbar auf die BPH aus, ihr Zielorgan ist vielmehr die glatte Muskulatur der Blasen- und Harnröhrensphinkter. Eigentlich spielen sie überall im Urogenitaltrakt, wo es Muskelfasern mit α-adrenergen Rezeptoren gibt, eine Rolle. Wegen ihres Einflusses auf die Vasomotorik von Arterien werden sie außerdem bei Hypertonie verschrieben.
- **Hormone:** Die stimulierende Wirkung der Androgene auf Prostatakrebs und BPH versucht man durch eine Therapie mit hormonellen Gegenspielern auszuschalten. Gelegentlich erwiesen sich

Östrogene als nützlich. Doch wegen starker Nebenwirkungen wurde diese Art der Behandlung inzwischen wieder völlig aufgegeben. Durch die Östrogentherapie hatten die Patienten ein erhöhtes Gynäkomastie-Risiko. Bei einigen unserer Patienten waren die Brüste so stark vergrößert, dass sie sich einer Operation unterziehen mussten. Hinzu kamen vermehrt venöse bzw. thrombotische Beschwerden. Hormonelle Therapien werden meist mit Alphablockern kombiniert.

Operative Behandlung

Sie kann endoskopisch (auf natürlichem Weg) in Form einer **transurethralen Resektion der Prostata (TUR-P)** erfolgen. Dieser Eingriff wird meist bei geringerer Volumenzunahme der Prostata angewendet und besteht in einer schrittweisen Verkleinerung durch Abhobeln bzw. Ausschälen des Prostataadenoms. Doch selbst nach einer gut ausgeführten TUR-P ist mit Nebenwirkungen (retrograde Ejakulation, Harninkontinenz, mehr oder weniger ausgeprägte Impotenz) zu rechnen.

Für BPH-Formen mit stark vergrößerter Prostata bleibt der **Zugang von abdominal** reserviert. Dazu muss nach Eröffnung des Bauches oberhalb der Symphyse ein Blasenschnitt gelegt werden. Dieser Eingriff bringt dieselben Komplikationen mit sich wie eine TUR-P, außer Inkontinenz, und führt hundertprozentig zu einer retrograden Ejakulation.

Einige Anmerkungen zu Impotenz und retrograder Ejakulation

Es mutet seltsam an, dass das Risiko einer Impotenz von den Chirurgen und in der Literatur meist unterschätzt wird. Viele unserer Patienten sind verzweifelt, nicht nur wegen der Problematik selbst, sondern auch weil es keine Lösung gibt. Wenn sie sich an ihren Operateur wenden, bekommen sie nur zu hören, sie hätten psychische Schwierigkeiten.

An den seitlichen Rändern der Prostata ziehen kleine Nerven entlang, die für die Erektion wichtig sind. Werden sie bei der TUR-P durchtrennt, kommt es zu Gefäßveränderungen, die sich mit einer guten Erigierbarkeit nicht vereinbaren lassen. Ein guter Chirurg müsste aber dennoch imstande sein, die Gefahr einer Impotenz zu verringern.

Da sich bei einer Ejakulation im selben Moment der Blasenhals verschließt, gelangt das Sperma in die Urethra. Von dort wird es – unter rhythmischer Kontraktion der Prostata, während sich der Harnröhrensphinkter schlagartig entspannt – im Strahl heraus gestoßen. Wird nun bei BPH versucht, durch einen chirurgischen Eingriff am Blasenhals den Harnstrahl zu verbessern, bleibt der Blasenhals danach ständig geöffnet, wodurch die Ejakulation retrograd, d.h. in Richtung der Harnblase erfolgen wird.
Das habe aber weder Einfluss auf die normale Erektionsfähigkeit noch auf die Lust des Mannes, versichern die Chirurgen. Seltsam ist nur, dass in den meisten Büchern zu diesem Thema nie erwähnt wird, dass die Ejakulation auch der Frau Lust bereiten kann. Statt für beide Partner befriedigend zu sein, wird eine sexuelle Begegnung mit retrograder Ejakulation beide frustrieren. Es wäre schon ein großer Fortschritt, wenn man sich nicht länger auf das Lustempfinden des Einzelnen beschränken, sondern von wahrer (partnerschaftlicher) Sexualität sprechen würde.

Andere Therapieformen

Noch nicht ausreichend erprobt sind Methoden wie die Curie-Therapie (mit radioaktiven Isotopen), Laser-, Kryo- oder Strahlentherapie. Auch das Risiko von Nebenwirkungen sollte hierbei nicht vernachlässigt werden.

BEHANDLUNGSTIPP

Nach einer Strahlentherapie darf man die Prostata nur mit größter Vorsicht von rektal behandeln. Schließlich wurden alle Gewebestrukturen in der Umgebung der Prostata mitbestrahlt und sind entsprechend empfindlich (brüchig). Wegen der damit einhergehenden Wandschwäche der Arterien und Venen ist vor allem die Blutungsgefahr sehr groß.

Patientenaufklärung

- Durch körperliche Aktivität werden sämtliche Gewebe mobilisiert. Das verhindert venöse Stauungen und wirkt sich auf alle wichtigen Funktionen günstig aus.

- Wichtig ist auch ein Blasentraining. Der Patient sollte seine Blase regelmäßig entleeren und es nicht bis zum letzten Moment hinausschieben. Eine volle Blase belastet Prostata und Gefäße. Wenn sich die Blasenmuskulatur erst einmal verdickt hat, werden sich bald auch Divertikel bilden.
- Nicht zu lange sitzen oder liegen: Vor allem längeres Sitzen sollte unbedingt vermieden werden, weil es zu einem Blut- und Lymphstau führt, der sich negativ auf die Prostata und Blase auswirken kann. Dieses Problem betrifft vor allem Männer, die beruflich eine sitzende Tätigkeit ausüben. Ähnliche Probleme können durch Radfahren verursacht werden. Vermutlich betrifft das aber eher die Urethra als die Prostata. Allerdings kann sich eine mechanische Reizung der Harnröhre letztlich auch auf die Prostata ausbreiten.
- Sich vernünftig zu ernähren bedeutet, sich bei scharfen Gewürzen, Alkohol (v. a. Weißwein), Schokolade, allem Sauren, rotem Fleisch und Fetten zurückzuhalten. Stattdessen sollten die Patienten viel Gemüse essen und regelmäßig kleinere Mengen (mit ein paar Spritzern Zitronensaft) trinken.

3.2 Prostatakarzinom

Es ist eher selten, dass ein Prostatakarzinom zuerst von einem Osteopathen entdeckt wird. Obwohl sie noch nicht routinemäßig durchgeführt wird, erfolgt doch zunehmend häufiger eine Bestimmung des PSA-Werts. Dass immer mehr Allgemeinärzte eine rektale Untersuchung bei ihren Patienten vornehmen und dass die Patienten auf ärztliche Empfehlung häufiger zur Vorsorge kommen, ist eine sehr gute Entwicklung. Trotzdem sollten auch Osteopathen wissen, woran man Prostatakrebs erkennen kann.
Nach einem Sturz auf das Steißbein werden von Osteopathen mittlerweile immer häufiger rektale Untersuchungen durchgeführt. Bei der Gelegenheit sollte man gleich überprüfen, ob mit der Prostata alles normal ist. Bei verdächtigen Zeichen muss der Patient umgehend zu einem Urologen überwiesen werden.

ACHTUNG

Beim geringsten Zweifel sofort einen Spezialisten konsultieren, denn selbst die beste Palpationstechnik reicht nicht aus, ein Prostatakarzinom sicher auszuschließen!

Lokalisation und Ausbreitung

Bei Prostatakrebs handelt es sich um ein Adenokarzinom, das sich zu 70% in einem von rektal gut zu tastenden Randbereich der Prostata entwickelt. 15–20% der Karzinome sind im Zentrum und 10–15% im Übergangsbereich lokalisiert.
Die Ausbreitung erfolgt meist durch die Prostatakapsel hindurch zu den Samenbläschen und in die Lymphknoten. Dagegen sind der Blasenhals und die unteren Abschnitte der Harnleiter nur selten betroffen.

HINWEIS

Je jünger der Mann ist, desto rascher entwickelt sich der Prostatakrebs!

Häufigkeit

Prostatakarzinome sind die zweit- bis dritthäufigste Todesursache bei Männern nach Lungenkrebs (bzw. nach Lungen- und Darmkrebs).
Wirksamere Früherkennungsmaßnahmen und das Älterwerden der Bevölkerung haben dazu beigetragen, dass zunehmend häufiger Prostatakarzinome festgestellt werden. Bei der Obduktion von Patienten, die an anderen Krankheiten gestorben sind, werden relativ häufig Prostatakarzinome gefunden, die zeitlebens asymptomatisch waren. Noch vor einigen Jahren wurden Prostatakarzinome oft von Rheumatologen entdeckt. Wenn Patienten an einer sehr schmerzhaften Lumbalgie litten, die auf keine Behandlung ansprach, stellte sich meist heraus, dass Knochenmetastasen der Grund waren.

Diagnostik

Rektale Untersuchung

Die Palpation von rektal ist am wichtigsten. Mit dieser einfachen Methode lassen sich – schmerzlos und ohne iatrogene Schädigung – auffällige Formveränderungen der Prostata feststellen; doch das sagt noch nichts über die Art und Schwere des Befunds aus.
Durch die rektale Untersuchung ergibt sich, wo und in welchem Umfang die Prostata betroffen ist. Auch die Umgebung sollte sorgfältig palpiert werden, um nichts zu übersehen (z.B. ein Übergreifen auf nichtprostatisches Gewebe und auf die Samenbläschen).
Wie Urologen bestätigen, sind umschriebene Verhärtungen auf der Oberfläche der Prostata zu 50% maligne.

BEHANDLUNGSTIPP

Es sei noch einmal betont, dass man bei der rektalen Untersuchung von Patienten mit sakrokokzygealen Beschwerden eine Veränderung der Prostata entdecken könnte. Prostatakrebs entwickelt sich fast ausschließlich kaudal, während der obere (kraniale) Abschnitt der Prostata, selbst bei benigner Hyperplasie, nur selten entartet.

PSA-Bestimmung

Zur Früherkennung wird mittlerweile bei den meisten Männern – auch ohne spezielle Miktionsbeschwerden – routinemäßig der PSA-Wert bestimmt. Verdächtig kann aber sogar ein niedriger PSA-Spiegel sein, z.B. wenn er seit der letzten jährlichen Untersuchung stark angestiegen ist oder wenn sich das Verhältnis zwischen freiem und Gesamt-PSA von Jahr zu Jahr verringert.

➔ HINWEIS

Die Diagnose Prostatakrebs kann nur pathoanatomisch gestellt werden.

Symptomatik

Im Frühstadium verursacht ein Prostatakarzinom keine spezifischen Symptome. Das klinische Bild gleicht den Beschwerden bei einer

BPH (s. Kap. 3.1). Erst in weit fortgeschrittenen Stadien kann es zu charakteristischen Schmerzen im Wirbelbereich kommen.

Knochenschmerzen

Wenn ein Mann über 50 an einer Lumbalgie bzw. Ischialgie ohne erkennbare Ursache leidet, sollte man ihm unbedingt folgende Fragen stellen:

- Treten die Schmerzen auch nachts auf?
- Sind sie durch eine körperliche Aktivität oder schlechte Sitzhaltung ausgelöst worden?
- Sind sie häufiger in Ruhephasen zu spüren?
- Verschlimmern sie sich bei bestimmten Bewegungen?
- Werden sie bei voller Blase stärker bzw. nach der Miktion schwächer?
- Bewirkt eine Schonhaltung Schmerzlinderung?

Lumbosakrale Schmerzen mit einer mechanisch-funktionellen Ursache lassen in Ruhephasen nach und bessern sich über Nacht. Sie werden durch körperliche Betätigung verstärkt und durch Schonhaltungen abgeschwächt.

Manchmal kann es auch schwieriger werden. Wenn ein bislang beschwerdefreier Patient nach einem Sturz oder bei körperlicher Betätigung plötzlich lumbosakrale Schmerzen gespürt hat, kann es sein, dass er die Aufmerksamkeit des Osteopathen auf diesen Auslöser zu lenken versucht. Hier darf der Verdacht auf ein Prostatakarzinom nicht aus den Augen verloren werden.

Behandlung bei Knochenmetastasen

Die medizinische Behandlung der Knochenmetastasen stützt sich auf eine Hemmung der Androgene, um so eine Verlangsamung des Tumorwachstums zu erreichen. Dies mag theoretisch zutreffen, doch man darf sich nicht darüber hinwegtäuschen, dass es für Knochenmetastasen in Wirklichkeit keine Behandlung gibt, um es in aller Deutlichkeit zu sagen.

Die Patienten müssen unsäglich leiden, und selbst wenn sie sehr tapfer sind, schreien sie oft vor Schmerzen. Osteopathisch kann man nicht viel für sie tun. Zum Glück macht die medikamentöse Behandlung mit Morphinen enorme Fortschritte, so dass die Schmerzen bei ausreichender Dosierung erträglicher werden.

Risikofaktoren

Veranlagung: Wenn bereits der Vater oder ein Bruder Prostatakrebs hatte, verdoppelt oder verdreifacht sich das Karzinomrisiko. Eine familiäre Belastung ergibt sich sowohl von väterlicher wie von mütterlicher Seite (Großvater, Vater, Onkel oder Bruder der Mutter).
Ethnische Zugehörigkeit: Afroamerikaner haben ein erhöhtes Risiko für Prostatakrebs. Bei US-Bürgern asiatischer Herkunft ist die Inzidenz des Prostatakarzinoms zwar niedriger als bei Afroamerikanern, aber deutlich höher als bei den Männern des jeweiligen asiatischen Landes. Möglicherweise hat daher auch die Ernährungsweise einen Einfluss.
Ernährungsweise: Die Ernährung spielt sicherlich eine Rolle. Übermäßig viel rotes Fleisch und Fett zu verzehren, ist in jedem Fall schädlich. Dass Fette im Körper in Androgene umgewandelt werden, könnte erklären, weshalb es zum Prostatakarzinom kommt.
Ebenso wie bei der benignen Prostatahyperplasie spricht vieles dafür, auf Nikotin und Alkohol zu verzichten, selbst wenn sich kein unmittelbarer Zusammenhang zwischen ihrem Konsum und der Entwicklung eines Prostatakarzinoms herstellen lässt.
Die Patienten sollten möglichst viel Gemüse verzehren, vor allem Brokkoli, Tomaten und Sojabohnen. Als Nahrungsergänzung sind die Vitamine E und D geeignet. Manchmal werden auch Spurenelemente wie Selen und Zink empfohlen.

3.3 Prostatitis

Die Prostata zählt zu den Drüsen, die sich infizieren können. Die Infektion kann schleichend verlaufen und über Jahre immer wieder rezidivieren. Zwischen der akuten und chronischen Prostatitis bestehen große Unterschiede.

Akute Prostatitis

Es ist ein gefährliches, aber anhand der klinischen Zeichen leicht zu erkennendes Krankheitsbild.

Symptomatik

Die wichtigsten Anzeichen sind:

- Müdigkeit: Anders als bei einer BPH fühlen sich die Patienten ständig müde und im wahrsten Sinn des Wortes schlaff und lustlos.
- Fieber: Die Temperatur steigt rasch auf 39–40 °C an.
- Harnwegsinfektion mit Hämaturie und Brennen beim Wasserlassen
- Starke Schmerzen (im Unterleib bzw. im Genitalbereich).

Diagnostik

Bei **rektaler Untersuchung** spürt man, wie gespannt und schmerzhaft die Prostata ist. Das beseitigt jeden Zweifel an der Diagnose.
Durch eine **Urinanalyse** lassen sich die Krankheitserreger isolieren. Bei einer akuten Prostatitis sind es meist Escherichia coli (Kolibakterien), in selteneren Fällen auch Chlamydien oder Mykoplasmen.
Eine **PSA-Bestimmung** ist nicht sinnvoll, da der PSA-Spiegel allein schon aufgrund der Reizung und Entzündung der Prostata ansteigt.

Ursachen

In erster Linie sind **sexuell übertragbare Erkrankungen** die Auslöser. Besonders bei jüngeren Männern handelt es sich oft um eine Chlamydien- oder Mykoplasmeninfektion. Falls ein Nachweis im Urin zu schwierig ist, muss er vom Arzt durch eine Kultur (Abstrich aus der Harnröhre oder Spermaprobe) geführt werden.
Manchmal kann die akute Prostatitis auch durch eine **benigne Prostatahyperplasie (BPH)** begünstigt worden sein.
Chirurgische Eingriffe wie die transurethrale Resektion der Prostata oder eine Katherisierung bergen ein nicht zu vernachlässigendes Infektionsrisiko. Zur Prävention werden sie deshalb meist unter einer Antibiotika-Abdeckung vorgenommen.

Therapie
Eine akute Prostatitis darf auf keinen Fall osteopathisch behandelt werden! Das Risiko einer Infektionsausbreitung wäre zu groß. Die Behandlung erfolgt mit Antibiotika, Bettruhe und viel Flüssigkeit. Die Patienten sollten häufiger kleinere Mengen trinken und möglichst wenig tierische Eiweiße zu sich nehmen.

Chronische Prostatitis

Eine chronische Prostatitis trifft man am häufigsten bei Männern um die 50 an. Es ist eine heimtückische Infektion, die sich oft zyklisch zuspitzt. Manchmal tritt sie erst Jahre nach der letzten Krise wieder auf.

Symptomatik
Im Unterschied zur akuten Form verläuft die chronische Prostatitis ohne Fieber. Zu den Harnstörungen gehören Dysurie, Pollakisurie, Brennen beim Wasserlassen, Harnträufeln (Abgang aus der Urethra) und Pyurie. Hinzu kommen Schmerzen im kleinen Becken, z.B. im Bereich von Harnblase, Penis oder Anus sowie während der Ejakulation.

Diagnostik
Bei der rektalen Untersuchung fühlt sich die Prostata oft vergrößert, schmerzempfindlich, hart, unregelmäßig begrenzt oder knotig an und lässt gelegentlich an ein Karzinom denken.

Ursachen
Als Ursache kommt eine Infektion durch Chlamydien und Mykoplasmen (Erregernachweis oft schwierig) oder ein allgemeiner Harnwegsinfekt in Frage.
Begünstigend wirken Stress, ein Übermaß an Aktivitäten oder falsche Ernährungsgewohnheiten.

Begleitende Störungen
Zusätzlich zu den genannten Harnwegsproblemen kann eine chronische Prostatitis auch weitergehende Folgen haben.

Sterilität: Zusätzlich zu den Schmerzzuständen kann eine chronische Prostatitis auf Dauer unfruchtbar machen, zumal sich die Infektion, auch wenn sie jahrelang latent bleibt, weiter ausbreitet.
Leberfunktionsstörungen: Einer unserer Patienten ließ sich regelmäßig wegen chronischer Verdauungsstörungen behandeln. Alles deutete auf ein hepatisches Problem hin, doch die Leberwerte waren normal. Eines Tages erkundigte er sich telefonisch, was man gegen Harnträufeln unternehmen könne, und wurde von uns an seinen Arzt verwiesen. Dort ergab eine ausführliche Urinanalyse eine Chlamydieninfektion, die unter Antibiotikatherapie ausheilte. Bemerkenswert an diesem Fall ist, dass der Patient seitdem keine hepatischen Beschwerden mehr hat. Die Leber ist bekanntlich ein wichtiges Ausscheidungsorgan, auch für Krankheitserreger und deren Produkte, doch anscheinend war sie diesmal selbst Opfer der Chlamydieninfektion geworden.
Impotenz: Es handelt sich eher um eine Erektionsschwäche als um echte Impotenz. Sie tritt nur episodisch auf und lässt sich meist mit psychischen Gründen erklären. Wie es ein Patient einmal formuliert hat: „Wenn man von den eigenen Genitalorganen im Stich gelassen wird und statt Lust nur noch Probleme mit ihnen hat, ist das schwer zu ertragen."
Lumbalgien: Sie tauchen völlig überraschend und zusammenhangslos auf; nur selten findet sich ein Auslöser. Vielleicht kommt es durch die chronische Prostatitis zu einer ständigen Reizung des Plexus hypogastricus, in deren Folge sich die Beckenbodenmuskulatur verspannt. Das könnte eine venöse Stauung, möglicherweise bis in die epiduralen Gefäße hinein, bewirken. Aber natürlich ist dies nur als eine von vielen denkbaren Erklärungen aufzufassen. Wir wissen auch, dass sich Störungen im kleinen Becken und im Lumbalbereich über die Faszien wechselseitig beeinflussen können.

Prognose

Der chronische Verlauf der Prostatitis über Monate oder sogar Jahre mit häufiger krisenhafter Zuspitzung kann die Patienten zur Verzweiflung bringen, umso mehr als zwischen den Rezidiven immer wieder symptomfreie Intervalle liegen.

Osteopathische Behandlung

So sehr eine osteopathische Behandlung bei akuter Prostatitis kontraindiziert ist, kann sie doch von Nutzen sein, solange keine Anzeichen einer Infektion vorhanden sind. Unsere Aufgabe besteht darin, das periurethrale Gewebe von Fibrosierungen zu befreien und die normale Konsistenz der Prostata wieder herzustellen.

4 MANUELLE BEHANDLUNG BEI BENIGNER PROSTATAHYPERPLASIE

4.1 Allgemeines

Bevor wir die Behandlung eines Patienten mit benigner Prostatahyperplasie (BPH) übernehmen, sollte er eine objektive Bestätigung der Diagnose durch seinen Arzt oder Urologen vorlegen. Es wäre fatal, wenn es sich bei einer vorgeblichen BPH in Wirklichkeit um ein Prostatakarzinom handelte.

Ganzheitliches Verständnis von Läsionen

Oberstes Prinzip unseres Behandlungskonzepts ist, dass jeder Teil des Körpers gleich wichtig und unverzichtbar ist. Als jemand, der sich ganzheitlich-funktionell mit dem Körper zu befassen hat, darf ein Osteopath nicht einfach aus persönlichen Gründen beschließen, lieber keine manuellen Behandlungstechniken von innen (rektal) anzuwenden. Nicht wir haben darüber zu entscheiden, um welchen Körperbereich des Patienten wir uns kümmern möchten, sondern letztendlich die Gewebe.

In diesem Buch geht es um Patienten und nicht um ganz private Schamgefühle einzelner Therapeuten. Wenn es gelingt, eine Prostata-Operation mit ihren nicht unerheblichen Nebenwirkungen zu vermeiden, verbessert das die Lebensqualität des Patienten. Doch wie will man den prostatischen Teil der Urethra ohne rektalen Zugang manuell behandeln können?

Das Gleiche gilt bei Frauen. Aus welchen Gründen sollte ein Therapeut darauf verzichten, Uterus und Adnexe von Frauen, die kein Kind bekommen können, zu behandeln? Gibt es ein edleres Motiv als einer Frau den Kinderwunsch zu erfüllen?

In dem Moment, in dem sich der Osteopath zu einer Behandlung des gesamten Körpers entschließt, nimmt er eine entscheidende Hürde: Er macht einen großen Schritt vorwärts, hin zu mehr Respekt vor der Person und dem Leiden seiner Patienten, und beweist damit, dass die Patienten ihm wichtiger sind als seine eigene Person. Wenn ein

Osteopath auch innere Behandlungstechniken anwendet, zeigt er damit, dass er alles unternehmen will, um seinen Patienten zu helfen.

Erst osteopathisch behandeln

Wie schon erwähnt, bringt eine chirurgische oder medikamentöse Behandlung der BPH gewisse Risiken mit sich. Deshalb sollte man zuerst eine osteopathische Behandlung versuchen. Sie kann dem Patienten nicht schaden. Doch es wäre gut, wenn der Patient wie oben angesprochen eine ärztliche Bestätigung der Diagnose „BPH" vorlegen könnte.
Je nach Stärke der Symptome bitten wir die Patienten, in dreiwöchigen oder monatlichen Abständen etwa drei- bis viermal in die Praxis zu kommen. Danach sollten sie sich drei oder vier Monate Zeit lassen, um das Behandlungsergebnis zu beurteilen. Wenn sich nichts verändert hat, ist es besser, die osteopathische Behandlung abzubrechen. Man sollte die Behandlung von Anfang an zeitlich begrenzen.

Behandlungsziele

! ACHTUNG

Es geht bei den osteopathischen Manipulationen nicht darum, die Größe, sondern die unerwünschten funktionellen Auswirkungen einer BPH zu verringern.

Objektiver Nachweis des Erfolgs

Um die Wirksamkeit osteopathischer Behandlungen objektiv unter Beweis zu stellen, untersuchen derzeit mehrere Therapeuten ganz unterschiedliche Verfahren bei bestimmten Patienten. Zu ihnen gehört auch der Autor. Gegen Ende der Studien mehren sich meist die „Thesen", mit welchen statistischen Mitteln sich der Übergang von der subjektiven zur objektiven Phase in der Osteopathie belegen ließe.
Ein Behandlungserfolg bei benigner Hyperplasie der Prostata (BPH) gilt nur dann als objektiv nachgewiesen, wenn sich ihr Volumen nach drei oder vier Manipulationen unwiderlegbar verkleinert hat. Doch alle Urologen bestätigen, dass es nicht die Größe der Prostata

ist, die zählt. Vielmehr kann selbst eine starke Hyperplasie fast beschwerdefrei verlaufen, wenn sich die Prostata nur dorsal, d.h. zum Rektum hin vergrößert hat.
Wir konnten funktionell hervorragende Ergebnisse erzielen, weil sich Beweglichkeit und Konsistenz der Prostata unter der Behandlung verbesserten, obwohl ihre Größe unverändert blieb. Da die Urethra nicht mehr so stark komprimiert wurde, ließen die Miktionsbeschwerden nach oder verschwanden ganz.
Überflüssig zu sagen, dass Osteopathie nur von ausgebildeten Osteopathen praktiziert werden sollte – auch wenn die meisten Behandlungsergebnisse sogar von Studenten erreicht werden können, die noch nicht über die perfekte Fingerfertigkeit verfügen. In unserem Beruf ist jahrelange Erfahrung erforderlich. Eigentlich sollten die osteopathischen Manipulationen von erfahrenen Therapeuten erforscht werden, doch gerade sie haben kaum die Zeit dazu.

Behandlungsziele speziell an der Prostata

Es gibt unterschiedliche Parameter, die wir versuchen können durch Manipulationstechniken zu beeinflussen.

- Unter **mechanisch-funktionellen Aspekten** ist das Ziel eine Verbesserung der Mobilität, Motilität, Festigkeit, Konsistenz, Ausdehnung und Elastizität der Prostata. Die Techniken wirken sich auf die Druckverhältnisse in- und außerhalb der Prostata, sowie auf die Ductus deferentes bzw. ejaculatorii aus.
- Unter **neurologischen Aspekten** ist zu berücksichtigen, dass prostatische und periprostatische Gewebe (v.a. die Fascia rectoprostatica) reich an glatten Muskelfasern sind. Dank ihrer propriozeptiven Eigenschaften sind solche muskuloligamentären Systeme in hohem Maße empfänglich für manuelle Reize. Die Prostata reagiert zudem viel leichter und intensiver auf diese Reize als einfaches Stützgewebe. Deshalb beeinflussen osteopathische Manipulationen die Prostata
  - entweder direkt über ihre Nerven wie den Plexus hypogastricus und Nervenfasern des Plexus lumbalis bzw. sacralis
  - oder indirekt über die Ausbreitung propriozeptiver Impulse mit Umschaltung auf zerebellärer oder thalamischer Ebene.
- Unter **vaskulären Aspekten** dürfte vor allem die venenreiche Umgebung der Prostata wichtig sein. Diese Gefäße werden

  - entweder direkt durch Mobilisierung des venösen Blutstroms
  - oder indirekt über die Nerven in den Gefäßwänden beeinflusst.
- Das **Lymphsystem** der Prostata ist besonders auf ihrer Rückseite gut entwickelt und kann dort auch mit dem Finger von rektal erreicht werden. Logischerweise müsste es möglich sein, auf den Lymphfluss bzw. über ihn auf das Immunsystem einzuwirken.
- **Hormonelle Auswirkungen:** Gemeinsam mit Alain Croibier, einem Freund und Kollegen, konnte ich die Erfahrung machen, dass sich durch gezielte Manipulation eines Körperteils systematisch der Thalamus aktivieren lässt. Darüber kommt es dann zu einer Aktivierung anderer zentraler Bereiche (wie limbisches System, Hypothalamus etc.). Wir vermuten daher, ohne es beweisen zu können, dass manipulative Techniken an der Prostata eine zentrale hormonelle Wirkung haben könnten. Immerhin ist den Gynäkologen Lecomte und Lansac der Nachweis gelungen, dass einfaches Bewegen des Gebärmutterhalses den Prostaglandinspiegel ansteigen lässt. Und wie steht es mit der Prostata?
  Die hohe Prostaglandinkonzentration im Sperma hat dazu geführt, dass Physiologen annehmen, dies würde den Muttermund entspannen und die Penetration der Spermien erleichtern. Möglicherweise bewirken die Prostaglandine auch Uteruskontraktionen, um so die Passage der Spermien bis zum Tubenwinkel zu beschleunigen.
  Jedenfalls kann man wohl davon ausgehen, dass es nicht gerade gut für den Organismus sein dürfte, wenn ein Organ angeschwollen, überempfindlich, nahezu unbeweglich oder verhärtet ist.
- **Funktionelle Zusammenhänge:** Eine Behandlung der Prostata von rektal hat auch Auswirkungen auf die Urethra, die Ductus deferentes und ejaculatorii sowie auf die Samenbläschen (Vesiculae bzw. Glandulae seminales). Im Allgemeinen kann man durch die Längsdehnung röhrenförmiger Strukturen oder Hohlorgane ihre Peristaltik und ihre Öffnung verstärken. Da es im Gehirn genaue Entsprechungen (zerebrale Repräsentanzen) für jedes Organ gibt, glauben wir, dass diese Hirnbereiche ebenfalls über manuelle Techniken stimuliert werden können. Daher dürfte es bei Prostata-Manipulationen über eine Stimulation des

entsprechenden Hirnbereichs zusätzlich zu einem günstigen Rückkopplungseffekt kommen.

Behandlungsergebnisse

Am besten lassen sich die Erfolge der manuellen Behandlung am Nachlassen der **Miktionsstörungen** ablesen. Ein Patient, der früher drei- bis viermal nachts Harndrang verspürte und nach der Behandlung nur noch einmal pro Nacht zur Toilette gehen muss, weiß genau, ob ihm die Behandlung genützt hat.

Männer leiden häufiger an funktionellen als an entzündlichen **Harnproblemen**. Das erklärt, weshalb wir mit Infekten weniger Erfahrung haben. Trotzdem konnten wir vielen Patienten mit chronischer Prostatitis insofern helfen, als sie nach der Behandlung sehr viel seltener Krisen erlebten.

Obwohl wir es nicht beweisen können, haben uns viele Patienten versichert, dass sich ihre **Erektionsfähigkeit** durch die Behandlung besserte. Das gilt sowohl in funktioneller Hinsicht als auch mengenmäßig (quantitativ). Doch was heißt das für die Spermienqualität?

Selbst wenn manche Patienten überzeugt sind, dass sich ihr **Spermiogramm** dank unserer Behandlung gebessert hat, möchten wir das nur mit großer Zurückhaltung interpretieren. Man weiß, dass die Spermiogenese etwa 74 Tage dauert und allein der Transport der Spermien 12 bis 14 Tage in Anspruch nimmt. Daher lässt sich erst nach drei Monaten ein aussagekräftiges Spermiogramm gewinnen, und zwar nur unter der Voraussetzung, dass für den positiven Effekt keine anderen Einflussfaktoren außer unserer Behandlung in Frage kommen.

Bei **Impotenz** spielen so viele körperliche und psychische Gründe eine Rolle, dass es schwierig zu durchschauen ist. Unsere Erfahrung zeigt, dass sich die besten Ergebnisse durch eine kombinierte Behandlung des Lumbosakralbereichs und der Prostata erreichen ließen. Gut sprachen Patienten auf die Behandlung an, die neben Wirbelsäulen- auch Prostatabeschwerden hatten. Die für die Erektion verantwortlichen Rückenmarksnerven befinden sich in Höhe von S2–S4 und Th12–L2. Es scheint so, als würden sich bei Impotenz vor allem Manipulationen im Lumbalbereich günstig auswirken.

Die meisten Männer können nur schwer mit Problemen wie Potenzschwäche umgehen. Oft sprechen sie Erektionsstörungen gar nicht an, sondern lassen erst beim zweiten Mal eine Bemerkung fallen („mit dem Rücken und dem anderen“ sei es wieder besser geworden). Auf Nachfragen („welches andere denn?“) bekommt man zur Antwort: „Sie wissen schon ...“ Man muss auch solche Botschaften richtig interpretieren können.

Patientenaufklärung

Wir sind keine Anhänger von Coues Methode, der seinen Patienten regelmäßig sagt: „Bei mir sind Sie in den richtigen Händen. Jetzt wird alles gut werden.“

Unseren Patienten erklären wir stattdessen, dass sich mit den Händen eher herausfinden lässt, was ihnen fehlt, als durch bloße Befragung. Je mehr Fixierungen im Gewebe der Prostata und ihrer Umgebung zu spüren sind, desto größer ist die Aussicht auf einen Behandlungserfolg. Wir ermuntern die Patienten, nach drei oder vier Sitzungen selbst zu entscheiden, ob ihnen die Behandlung etwas bringt.

Kontraindikationen

Es kann erforderlich sein, eine andere Behandlungsmethode zu wählen oder einen Spezialisten zu konsultieren, wenn sich auffällige oder verdächtige Zeichen ergeben. Zu den wichtigsten gehören Symptome wie Fieber, Lymphadenitis, starke Unterleibsschmerzen, die spontan oder bei Berührung auftreten, Pyurie, Hämaturie, deutlicher Gewichtsverlust, nächtliche lumbosakrale Schmerzen sowie eine obsessive Beschäftigung mit dem Genitalbereich.

Bei jeder abdominalen oder pelvinen Strahlentherapie, selbst wenn sie nicht gezielt auf den Genitalbereich gerichtet war, ist Vorsicht geboten. Sie schwächt die Gefäßwände und erhöht daher das Blutungsrisiko. Das gilt auch für Patienten, die mit Antikoagulanzien oder Kortikoiden behandelt werden.

Vorsichtsmaßnahmen

- Bitten Sie den Patienten, unmittelbar vor der Behandlung noch einmal seine Blase zu entleeren.
- Erklären Sie ihm, dass der Miktionsreiz, den er eventuell während der Manipulationen spürt, nur ein Gefühl und kein echter

Harndrang ist, ebenso wie der rektal eingeführte Finger einen Defäkationsreiz auslösen kann.

- Legen Sie zur Sicherheit ein paar saugfähige Papiertücher auf den Tisch. Von hunderten Patienten, die wir bisher behandelt haben, musste nur ein einziger beim Berühren der Prostata tatsächlich Wasser lassen. Meist befürchten die Patienten nur, es könnten ein paar Tropfen Urin herausgekommen sein, obwohl nichts passiert ist. Das liegt an der Reizung des Plexus hypogastricus und genitaler Nervenäste.
- Sagen Sie dem Patienten auch, dass es normal ist, wenn nach der Behandlung ein paar Tropfen Urin abgehen. Allerdings darf es kein Eiter sein; andernfalls ist eine gründliche Urinanalyse erforderlich.

4.2 Listening

Prostata, Samenbläschen und periprostatische Gewebe können nur von innen (rektal) richtig beurteilt werden. Trotzdem helfen manchmal diagnostische Tests von außen (abdominal), einem Problem im Prostatabereich auf die Spur zu kommen. Am viel versprechendsten scheint in dieser Hinsicht der abdominopelvine Ecoute-Test zu sein.

Abdominopelviner Ecoute-Test (Listening)

Dieser Test wird im Becken-/Unterleibsbereich angewandt. Der Patient liegt dabei mit gestreckten Beinen auf dem Rücken und hält die Arme seitlich am Körper.
Die dominante Hand wird mit der Innenfläche so auf die Symphyse gelegt, dass sich der Zeigefinger auf der Mittellinie befindet und zum Nabel zeigt. Dann versucht man zu spüren, wohin sich die Hand bewegen möchte.

BEHANDLUNGSTIPP

Nicht die Finger sind entscheidend, sondern allein die Bewegungsrichtung der Handfläche. Wenn also die Finger nach rechts weisen, die Handfläche aber eher nach links gezogen wird, ist die Störung links zu suchen.

Unterschiede

Prostata: Beim Listening der Prostata (s. Abb. 18) vollführt die Hand eine Rotation nach ulnar und nach links. Dadurch drückt das Os pisiforme etwas links von der Umbilikallinie gegen das Schambein und sinkt dabei leicht ein (entspricht übrigens dem Listening am Gebärmutterhals).

Sigma: Bei diesem Listening kann die Prostata leicht mit dem Sigma verwechselt werden. Doch beim Sigma-Ecoute bleibt die Hand flach und gleitet erst über eine größere Fläche nach lateral, bevor sie sich leicht zur Ellenseite dreht. Der Unterschied besteht vor allem darin, dass sie weniger tief einsinkt als beim Listening der Prostata.

Harnblase: Falls eine Störung im Kaudalbereich (Blasenhals) vorliegt, sinkt die Hand sofort in dieser Richtung ein, bleibt aber fast auf der Umbilikallinie und drückt vor allem nicht gegen das Schambein.

Samenbläschen: Hier fällt die Unterscheidung zum Listening der Prostata am schwersten. Das Os pisiforme dreht sich zwar zur Ellenseite, wird aber nicht gegen das Schambein gepresst.

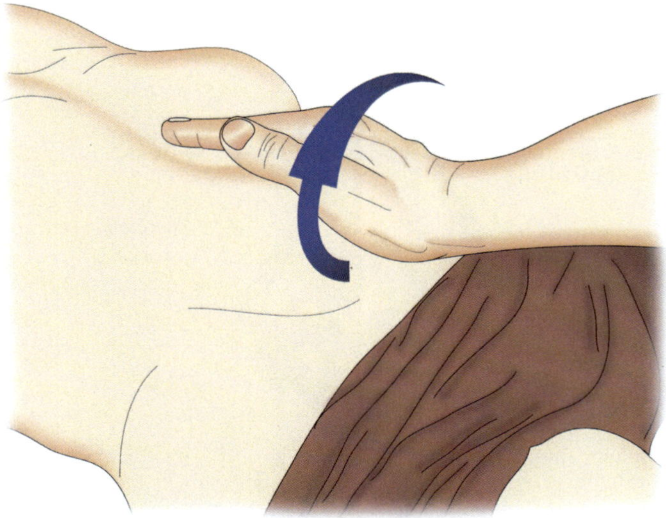

Abb. 18: *Abdominopelviner Ecoute-Test (Listening) der Prostata*

4.3 Abdominale Behandlungstechniken

Obwohl die Prostata von außen oder innen behandelt werden kann, ist es von rektal weitaus wirkungsvoller. Rektale Manipulationen haben aber oft bessere Ergebnisse, wenn zur Vorbereitung abdominale Techniken angewandt wurden.
Ehe man sich der Prostata selbst zuwendet, kann es sinnvoll sein, sich den Organen bzw. Geweben zu widmen, die nachweislich mit ihr in Verbindung stehen. Im Folgenden wollen wir die betreffenden Strukturen nennen und erklären, warum es sich lohnt, sie zu behandeln. Bezüglich der Beschreibung einzelner Behandlungstechniken muss an dieser Stelle jedoch auf andere Lehrbücher verwiesen werden.

Nieren

Wichtig ist vor allem die linke Niere, deren Vene von der linken V. spermatica (= testicularis) gespeist wird (s. Abb. 19, 20). Während die

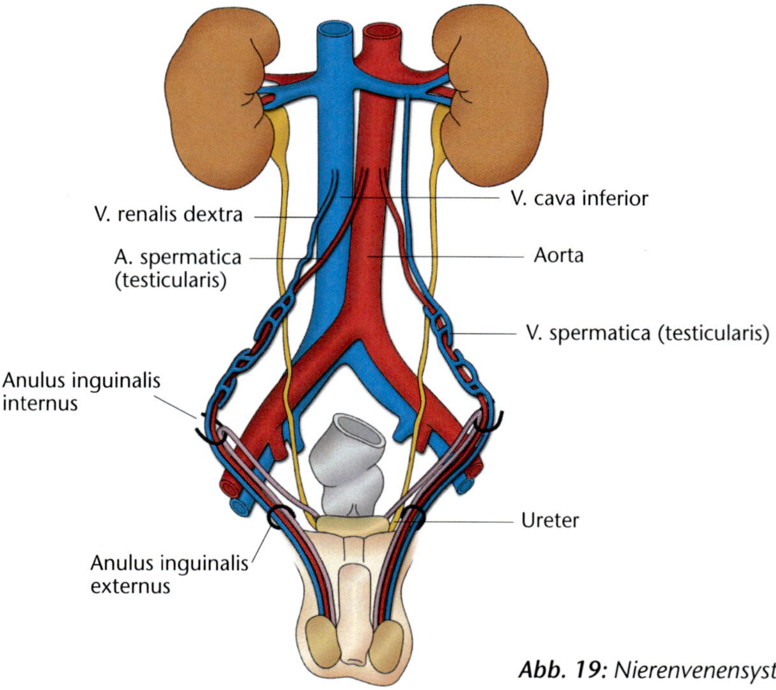

Abb. 19: *Nierenvenensystem*

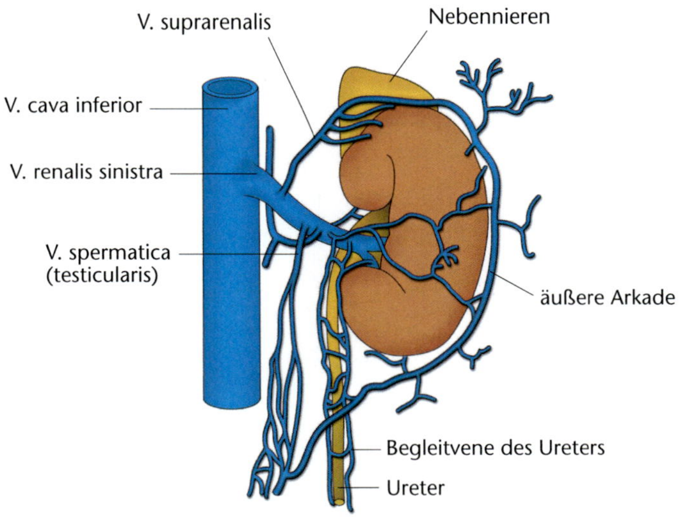

***Abb. 20:** Venensystem der linken Niere*

rechte V. testicularis direkt in die V. cava inferior einmündet, fließt das venöse Blut links zunächst zur V. renalis. Aus diesem Grund besteht auf der linken Seite auch eine enge Wechselwirkung zwischen genitalen und venösen Störungen. Die testikulären Venen sind in Form des Plexus pampiniformis vernetzt. Bei einer venösen Stauung im Plexus pampiniformis können sich im Bereich der Samenstränge und Hoden Varizen ausbilden, durch die es im weiteren Verlauf zu einer Hydrozele, Hypo- oder Oligozoospermie kommen kann.

Pelvitrochantergruppe der Hüftmuskulatur

Muskeln wie die Mm. pyramidalis, gemellus, obturatorius und quadratus femoris (s. Abb. 21) haben zwar keinen direkten Einfluss auf die Prostata oder die Genitalorgane, doch ihr An- und Entspannen trägt mit dazu bei, die Durchblutung und den Lymphabfluss im kleinen Becken zu unterstützen. Hervorragende Kollegen wie Didier Prat und der leider verstorbene Louis Rommeveaux haben immer wieder betont, wie wichtig das Gelenkspiel im Hüftbereich bzw. seine Auswirkungen auf die Harnblase seien. Gewiss werden auch Prostata und Samenbläschen von dieser natürlichen und physiologisch unverzichtbaren „Druckpumpe“ mit beeinflusst.

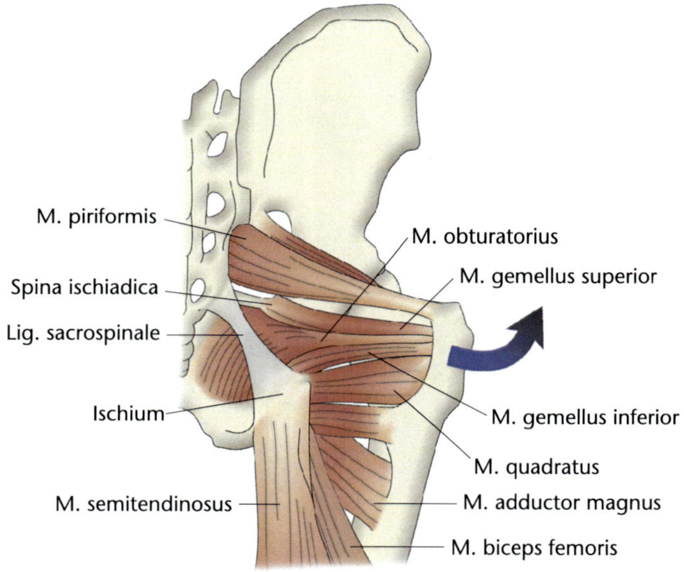

Abb. 21: *Pelvitrochantergruppe der Hüftmuskulatur*

Behandlungstechnik

Der Patient hat in Rückenlage das Bein auf der Untersucherseite angewinkelt. Während Zeige- und Mittelfinger der körpernahen (proximalen) Hand auf der medialen Seite des Trochanter major liegen, umgreift man mit der anderen Hand das gebeugte Knie, um eine Hüftflexion herbeizuführen. In dieser Beinstellung sind Muskeln und Faszien so entspannt, dass sich die Finger auf dem Trochanter gut in die vom Listening angezeigte Richtung bewegen können. Der Unterschenkel wird zuerst abduziert und außen rotiert, anschließend gestreckt (extendiert), adduziert und immer mehr nach innen gedreht. Im gesamten Ablauf wird der Trochanter major seitlich abgezogen (s. Abb. 22). Das mit hohem Kraftaufwand durchgeführte Verfahren kann anfangs unangenehm bis schmerzhaft sein, weil diese Muskelgruppe von Natur aus oft angespannt und empfindlich ist. Da aber sämtliche Beckenstrukturen gedehnt und stimuliert werden, wirkt sich die Muskelaktivierung günstig auf die Durchblutung, den Lymphabfluss sowie die Organe im Becken aus.

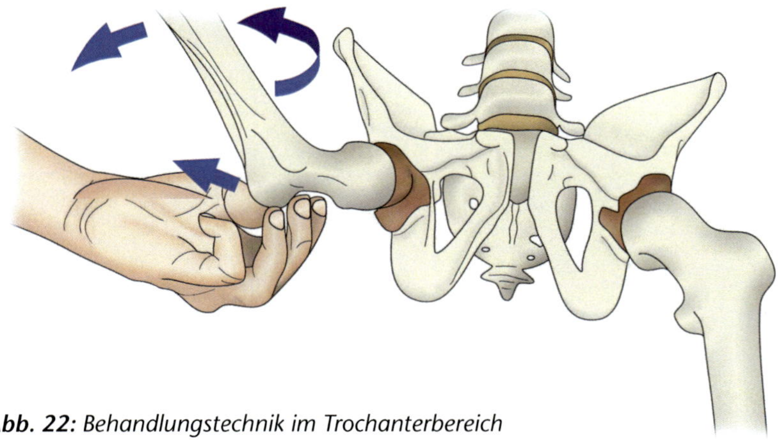

Abb. 22: *Behandlungstechnik im Trochanterbereich*

Lig. sacrotuberale

Dieses Band stellt über den M. biceps femoris und andere Beinmuskeln beidseitig eine Verbindung zwischen Oberschenkel und Becken her. Wird es mobilisiert, lässt sich annähernd die gleiche Wirkung auf das Becken und das Sakrum erreichen wie über die Pelvitrochantergruppe.

Behandlungstechnik

Der Patient nimmt dieselbe Position ein wie oben (bei der Pelvitrochantergruppe) beschrieben. Dann legt man die Finger der proximalen Hand um das Tuber ischiadicum. Wird nun mit der anderen Hand der angewinkelte Unterschenkel in Abduktion mit Außenrotation geführt, lässt sich das Tuber ischiadicum noch besser mit den Fingern fassen. Während des gesamten Ablaufs wird dort ein seitlicher Zug ausgeübt. Abgeschlossen wird die Untersuchung durch Innenrotation des adduzierten und extendierten Unterschenkels (s. Abb. 23 und 24).

Bei diesen Bändern handelt es sich um Reste von Muskeln, die sich Stück für Stück in Ligamente umgewandelt haben und reflektorisch eine wichtige Rolle für die Organe im kleinen Becken spielen. Osteopathisch geht es aber weniger um ihre Dehnung (Stretching) selbst als vielmehr um ihre propriozeptive Wirkung.

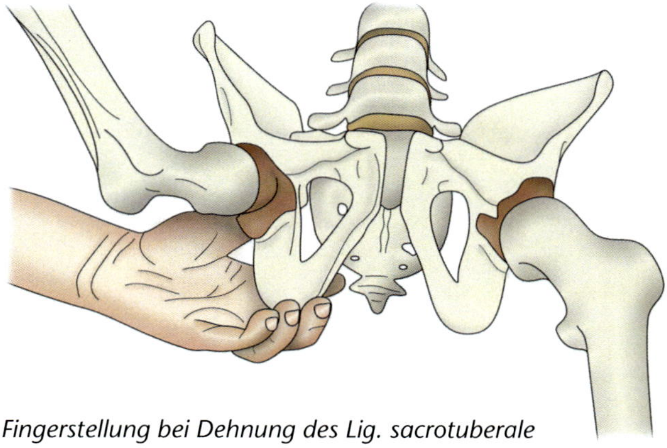

Abb. 23: *Fingerstellung bei Dehnung des Lig. sacrotuberale*

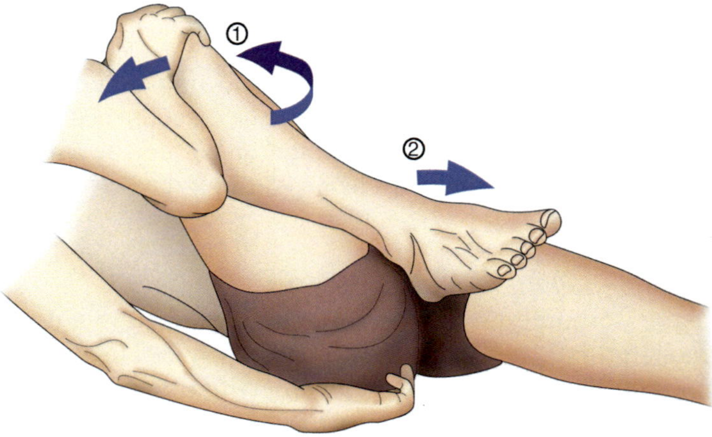

Abb. 24: *Dehnung des Lig. sacrotuberale: 1) durch Rotation, 2) durch Extension des Unterschenkels*

M. levator ani und Beckenboden

Prostata und Urethra stehen unmittelbar mit dem M. levator ani und Teilen des Beckenbodens in Verbindung. Die Muskeln des Perineums spielen darüber hinaus noch eine wichtige Rolle beim Druckausgleich (sie fangen den Druck von oben auf). Daher sind sie auch für den Blut- und Lymphfluss von Bedeutung. Um sie zu mobilisieren, setzt man an der Spina ischiadica an.

Spina ischiadica

Hier laufen alle wichtigen Muskel- bzw. Bandstrukturen des kleinen Beckens zusammen. Sie ist daher ein strategisch wichtiger Punkt für die Behandlung von Strukturen wie dem M. levator ani mit seinem Arcus tendineus, Lig. sacrospinale, Mm. iliococcygeus, piriformis, gemellus superior und obturator internus (s. Abb. 25).

Behandlungstechnik

Der Patient hat in Rückenlage das Bein auf der Behandlungsseite, auf der auch der Therapeut steht, angewinkelt. Mit der distalen Hand wird das Knie von vorn abgestützt, während man Zeige- und Mittelfinger der anderen Hand medial der Spina ischiadica auflegt. Um dorthin zu gelangen, orientiert man sich am Tuber ischiadicum und lässt die Finger kranialwärts und etwas nach medial gleiten. Etwa vier Querfinger darüber erhebt sich die Spina ischiadica. Um die richtige Stelle leichter aufsuchen zu können, sollte das gebeugte Knie etwas abduziert werden. Unter seitlichem Zug an der Spina ischiadica wird zunächst eine Extension-Abduktion-Außenrotation durchgeführt. Zum Schluss wird der Unterschenkel nach innen gedreht, ohne mit dem Zug an der Spina ischiadica nachzulassen (s. Abb. 26).

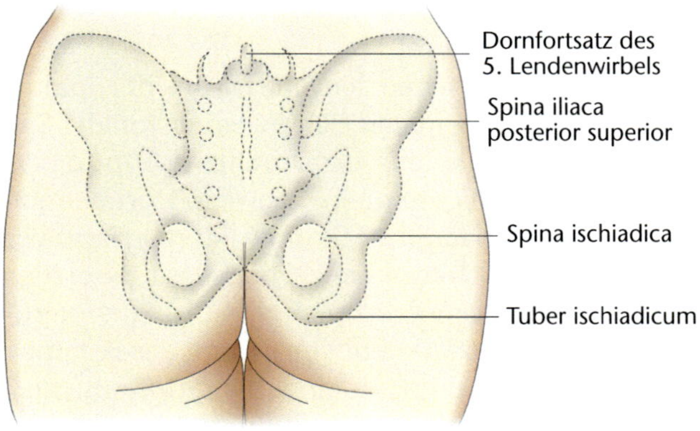

Abb. 25: *Spina ischiadica*

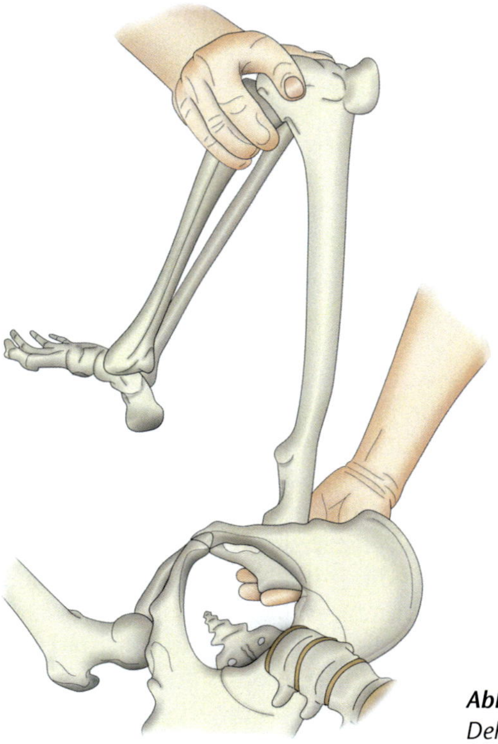

Abb. 26: *Handstellung bei Dehnung der Spina ischiadica*

Plexus lumbosacralis

Der Ablauf ist im Wesentlichen derselbe wie bei der Spina ischiadica. Doch die Finger der proximalen Hand werden von der Spina ischiadica aus weiter nach oben bis zur Durchtrittsöffnung des Ischiasnervs (Foramen ischiadicum majus) bewegt. Dort befindet sich der obere Teil des Plexus sacralis. Mit der anderen Hand wird der gebeugte und abduzierte Unterschenkel bzw. das Knie erst nach außen rotiert und dann entgegengesetzt bewegt (d.h. extendiert, adduziert und nach innen rotiert). Mit dem Finger wird das Foramen ischiadicum betastet, um zu spüren, ob eine überempfindliche Stelle vorhanden ist, die zuerst gedehnt werden müsste; wenn das nicht der Fall ist, geht es mit dem lokalen Listening weiter (s. Abb. 27).

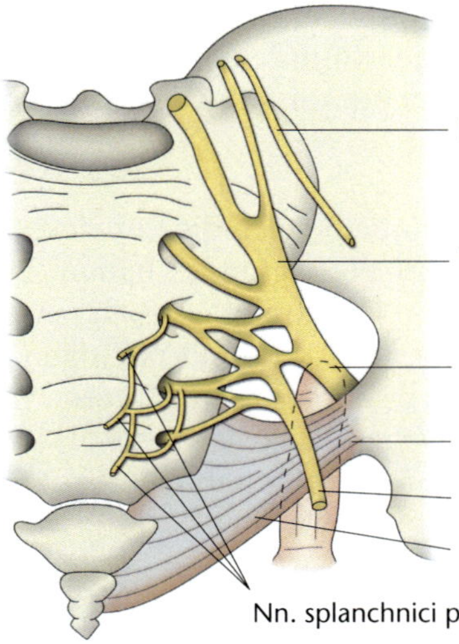

Abb. 27: *Plexus lumbosacralis*

Harnblase

Die Prostata befindet sich nicht nur in unmittelbarer Nähe der Blase, sondern erhält auch oft Verstärkung durch Ausläufer des Stützgewebes. Der Urachus sowie die Bandstrukturen zwischen Schambein und Blase bzw. Schambein und Urethra üben somit ebenso wie die Beckenfaszie bzw. die Lamina sacro-recto-genito-vesico-pubica unmittelbar Einfluss auf die Prostata aus. Näheres zur Behandlungstechnik ist in anderen Lehrbüchern nachzulesen. Hier möchten wir nur eine Behandlungstechnik vorstellen, die den Vorteil hat, Harnblase und Sakrum zu verbinden. Ihre Entwicklung ist einer Anregung meines Freundes und Kollegen Bernard Lignier zu verdanken.

Behandlungstechnik für Blase, Prostata und Sakrum (vesikoprostatosakrale Methode)

In Rückenlage des Patienten drückt man mit einer Hand gegen den Oberrand der Symphyse (die Finger zeigen zum Schambein). Die andere Hand wird etwa in Höhe von S2–4 unter das Sakrum geschoben. Dann wird durch pumpende Bewegungen beider Hände der Blasen-Sakrum-Bereich abwechselnd zusammengedrückt und wieder entlastet. Um die Traktionswirkung auf die Muskeln und Faszien noch zu verstärken, kann man bei jeder Kompression die abdominale Hand kranial- und die Hand auf dem Rücken kaudalwärts schieben.

Lendenwirbelsäule

Könnte eine Fixierung im Lumbalbereich die Entwicklung einer benignen Prostatahyperplasie (BPH) begünstigt haben? Das lässt sich nicht so einfach beantworten. Doch man weiß, dass Wirbelblockaden die Zirkulation im kleinen Becken beeinträchtigen können, besonders die venöse. Daher ist es immer sinnvoll, vorhandene Wirbelfixierungen angemessen zu behandeln, egal ob sie die BPH ausgelöst haben oder nicht. Sie nicht zu beachten schmälert auf jeden Fall die Erfolgsaussichten.

Ursache oder Folge?

Wir behandeln Fixierungen im Bereich der Wirbelsäule aus Prinzip immer erst nach den viszeralen Strukturen. Wenn beispielsweise eine Fixierung der Prostata der Grund wäre, würde sich die Beweglichkeit der Wirbelsäule nämlich rasch bessern, sobald die viszerale Behandlung die Prostata wieder frei beweglich gemacht hätte.
Prostatabeschwerden beziehen am häufigsten die Lendenwirbel L1–3 mit ein. An einer einseitigen Fixierung (z. B. einzelnes blockiertes Zwischenwirbelgelenk) lässt sich meist erkennen, dass es sich um eine Folge- und nicht um eine primäre Läsion handelt. Da einseitige Fixierungen meist zur Kompensation dienen, ist es wenig sinnvoll, sie isoliert zu behandeln. Sonst riskiert man, dass es Stunden oder Tage später zu einer starken Ischialgie kommt.

4.4 Rektale Techniken

Welche Vorsichtsmaßnahmen ergriffen werden sollten, wurde schon angesprochen. Einen Rat möchten wir hier noch ergänzen: Es ist ganz wichtig, dem Patienten in einfachen und verständlichen Worten zu erklären, was man machen wird. Um es zu wiederholen: *Peinlich wird es höchstens für den Therapeuten, aber nie für den Patienten!* Patienten mit benigner Prostatahyperplasie (BPH) erleben in erster Linie die Beschwerden als lästig oder unangenehm und erhoffen sich Hilfe, vielleicht sogar so weit, dass ihnen ein Eingriff erspart bleibt. Sie zählen also auf den Therapeuten und gewähren ihm einen hohen Vorschuss an Vertrauen. Durch langatmige Ausführungen statt einfacher und verständlicher Erklärungen zeigt der Therapeut aber, dass er lieber redet als handelt. Das merkt der Patient sofort und wird daher zunehmend sein Vertrauen verlieren.

Wird es wehtun?

Dies ist eine Frage, die fast regelmäßig von den Patienten gestellt wird. Meist von Patienten, die sich als „gebranntes Kind" an eine ungeschickt bis grob durchgeführte, frühere rektale Untersuchung (z. B. wegen Steißbein- oder Prostatabeschwerden) erinnern. Die Antwort ist: **Nein!** Wenn man die normale Gewebespannung berücksichtigt und locker bleibt, ist die rektale Untersuchung nicht schmerzhaft. Am sinnvollsten antwortet man, dass es vielleicht unangenehm, aber nicht schmerzhaft wird.

BEHANDLUNGSTIPP

Ist in der Ampulla recti etwas Kot zu tasten, wird er behutsam zurückgeschoben, damit der Patient nicht den lästigen Drang verspürt, zur Toilette zu müssen. Da die Muskeln auf einen Defäkationsreiz nur mit erhöhter Abwehrspannung reagieren, würde die Behandlung unnötig erschwert.

Lage des Patienten

Wir finden die Bauchlage weitaus geeigneter als die Rücken- oder Knie-Ellbogen-(Vierfüßler-)Position, weil sich der Patient geschützter und nicht so exponiert fühlt. Er legt sich noch mit der Unterhose flach auf den Bauch. Sobald er richtig liegt, zieht man ihm die Unterhose hinunter.

Technik

Die rektale Untersuchung und Behandlung erfolgt mit Handschuh. Man gibt etwas Vaseline auf den Zeigefinger und legt die andere Hand außen auf das Sakrum. Um die Aufmerksamkeit des Patienten dorthin zu lenken, verstärkt man den Druck auf dem Sakrum und beginnt den Zeigefinger ein bisschen in den Analsphinkter einzuführen. Der Patient wird sich sofort verspannen. Doch anstatt ihn aufzufordern, ganz locker zu bleiben, sollte er die Gesäßmuskeln erst fest anspannen und dann loslassen. Im selben Moment schiebt man den Finger etwas weiter vor. Das wird mehrmals wiederholt, bis das ganze Endglied des Zeigefingers im After steckt. Danach geht es einfacher. Der Zeigefinger wird in einem Winkel von ca. 40 ° zur Körperachse nach oben geschoben, wobei die Kuppe zum Sakrum gerichtet ist. An dieser Stelle erfolgt die Untersuchung auf Hämorrhoiden.

Hämorrhoiden

Drückt man mit dem Zeigefinger innen gegen das Sakrum, ist möglicherweise ein geringer Widerstand zu spüren, wie von angefeuchteten Haaren. Meist sind es Hämorrhoiden. Man sollte sich vergewissern, ob sie schmerzlos sind (durch Druck nach hinten gegen das Sakrum oder Zug nach ventral). Bei kleineren Verhärtungen (Mikroindurationen) in diesem Gefäßknäuel handelt es sich meist um winzige Varizen.

Lokale Behandlung

Indem man den Zeigefinger überstreckt, lässt sich das Gefäßknäuel nach ventral vorziehen. Diese Dehnung sollte mit kleineren Richtungsänderungen mehrmals wiederholt werden, um die Hämorrhoidalvenen zu entstauen. Dadurch fließt ihr Blut besser ab. Wenn sich die Hämorrhoidalvenen verdreht haben, kann es zu Venenthrombosen kommen, die zum Teil äußerst schmerzhaft sind. Die Dehnungsbehandlung hilft auch bei akuten Schmerzen und lindert sie fast augenblicklich. Danach sollten die Patienten noch ein paar kalte Sitzbäder (mit Eis) nehmen. Oft lassen die Schmerzen auch bereits nach, wenn ein Eiswürfel in den Darm eingeführt wird.

Bedeutung für die Prostata

Auch im Venenplexus der Prostata können Varizen entstehen, die häufig von „Krampfadern“ anderer Beckenorgane bzw. im Darmbereich begleitet werden. Wenn der Blutfluss in den rektalen Venen gefördert wird, entlastet das auch die Prostata, so dass sie ihre Funktionen wieder besser ausüben kann und weniger anfällig für Infektionen ist.

BEHANDLUNGSTIPP

Neben der lokalen Behandlung helfen bei Hämorrhoiden auch einfache Ernährungstipps, wie z.B. zur Unterstützung der Leber auf Alkohol, Schokolade und Speisefette zu verzichten.

Periprostatische Strukturen

Sakrokokzygealgelenk

Bei der rektalen Untersuchung muss das Sakrokokzygealgelenk überprüft werden, denn jede Fixierung hier hat negative Folgen für den Gesamtorganismus. Sie kann z.B. die Durchblutung beeinträchtigen oder zu einer ständigen Verspannung der urogenitalen Muskeln bzw. glatter Muskelfasern in Haltestrukturen führen.

Untersuchungstechnik

Man fährt mit dem Zeigefinger im Rektum innen auf dem Steiß- und Kreuzbein Stück für Stück höher, bis es nicht mehr weiter geht, und drückt dann den Daumen derselben Hand von außen gegen den Übergang zwischen Sakrum und Steißbein. Man bewegt nun das Sakrokokzygealgelenk mit beiden Fingern vor und zurück, um die Bänder zu testen: durch Flexion (Bewegung nach vorn) lassen sich die vorderen und durch Extension (Bewegung nach hinten) die hinteren sakrokokzygealen Ligamente beurteilen.
Man sollte durch Hin- und Herbewegen des Steißbeins auch die Elastizität der lateralen Bandstrukturen untersuchen. Eine Bewegungseinschränkung hängt fast immer mit einer gleichseitigen Fixierung der sakroiliakalen Ligamente zusammen. Schmerzen verursacht die Mobilisation nur, wenn ein Lig. sacrococcygeum anterius betroffen ist. Da es ein sehr reflexogenes Band ist, sollte man es genau untersuchen.

Sakroiliakale Ligamente

Diese kräftigen Bänder stammen entwicklungsgeschichtlich von Muskeln (mit der alten Bezeichnung *Agitatores caudae*) ab, mit denen früher der Schwanz hin und her bewegt wurde. Manchmal sind sie noch mit glatten Muskelfasern des M. coccygeus durchsetzt.

Es scheint, als wäre vor allem das hoch reflexogene Lig. sacrospinale empfänglich für manuelle Behandlungstechniken. Allerdings lässt sich schwer unterscheiden, welche Fasern eine mechanische und welche eine reflexogene Funktion haben. Von Fixierungen im Sakrokokzygealgelenk oder gleichseitigen Beinbeschwerden sind regelmäßig die Ligg. sacrospinalia beeinträchtigt. Das hat häufig auch viszerale Auswirkungen. Die seitenspezifischen Funktionsstörungen betreffen

- links: Sigma, Rektum, Colon descendens, linke Niere und Prostata,
- rechts: rechte Niere, Zäkum und Colon ascendens.

Untersuchungstechnik

Der Finger im Rektum wird gleich seitlich nach unten gerichtet und nicht erst nach dorsal geschoben. Hebt man ihn dann hoch, ist hinten eine flache, harte Sehne zu spüren, das Lig. sacrospinale. Um die Dehnbarkeit des Bandes zu überprüfen, bewegt man den Daumen außen auf den intrarektalen Zeigefinger zu (s. Abb. 28). Bei Verwachsungen ist das Band nur begrenzt dehnbar. Doch um das heraus-

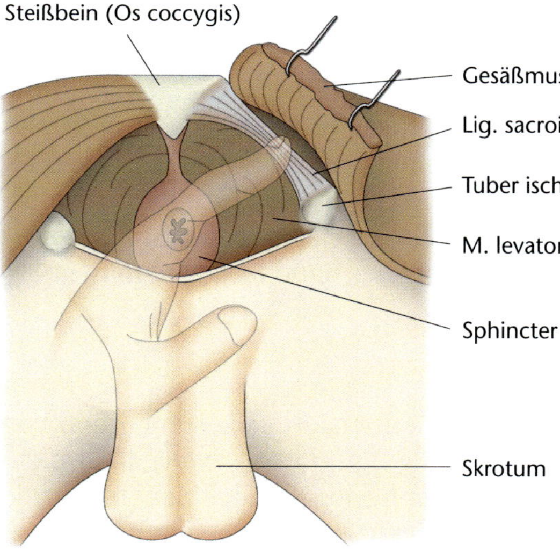

***Abb. 28:** Untersuchung der sakroiliakalen Ligamente (von rektal)*

zufinden, ist immer ein Seitenvergleich erforderlich. Eine eingeschränkte Mobilität des Lig. sacrospinale geht immer mit einer Fixierung des Lig. sacrotuberale einher (besonders des unteren Teils).
Das Lig. sacrospinale setzt an der Spina ischiadica an, die zu den strategisch wichtigen Punkten des Bandapparats im Beckenbereich gehört. Das kann man dazu benutzen, gleich benachbarte Strukturen wie die Mm. piriformis, coccygeus und obturatorius internus testen.

Behandlungstechnik

Von innen (s. Abb. 29): Mit dem Finger im Rektum sucht man das Lig. sacrospinale auf und legt den Daumen außen auf dieselbe Stelle. Dann wird mit beiden Fingern eine Induktion vorgenommen. Meist reichen 5–6 Bewegungsfolgen aus, um die Beweglichkeit spürbar zu verbessern. Da das Band einige Muskelfasern enthält, spricht es gut auf die Induktionsbehandlung an.
Von außen: Der Patient nimmt die klassische Position für die „Lendenrolle" ein, d.h. er liegt auf der Seite, die nicht behandelt werden

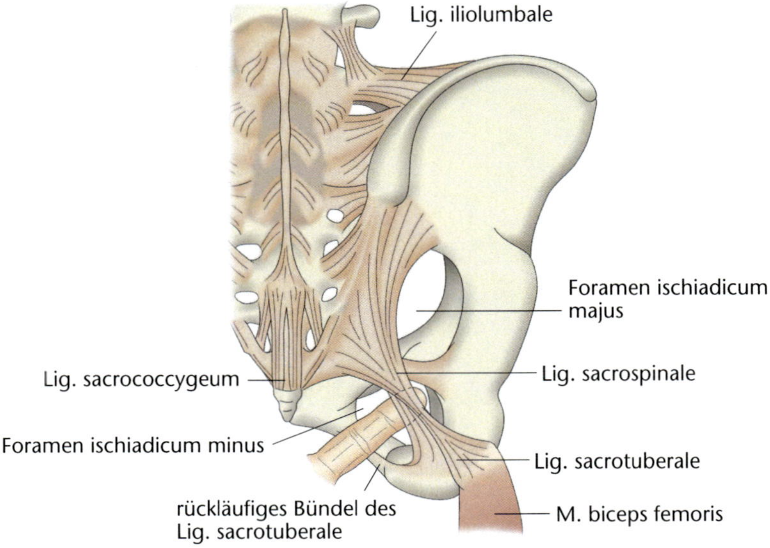

***Abb. 29:** Behandlung der sakroiliakalen Ligamente (von rektal)*

soll. Das Tuber ischiadicum wird entweder mit der flachen Hand oder dem oberen Unterarm (in Nähe des Ellbogens) in kraniolateraler Richtung bewegt, um auf diese Weise das betreffende Lig. sacrospinale so stark wie möglich zu dehnen.

BEHANDLUNGSTIPP

Der Patient kann auch zu Hause Dehnungsübungen machen, indem er das Knie mit beiden Händen umfasst und zur gegenüberliegenden Schulter hochzieht. Das geht im Sitzen genauso gut wie im Liegen.

Knochenhaut des Sakrums

(s. Abb. 30) Nach Stürzen kann es manchmal zu Läsionen im Knorpel- oder Knochengewebe des Steißbeins oder Sakrums kommen. Man erkennt sie an kleinen, (über)empfindlichen Querfalten der Knochenhaut (Periost) auf der Ventralseite des Sakrums. Sie können sich auch direkt über den natürlichen Verschmelzungslinien der fünf Sakralwirbel bzw. den angrenzenden Bereichen befinden. Diese Falten spielen reflektorisch eine wichtige Rolle und können zum Aus-

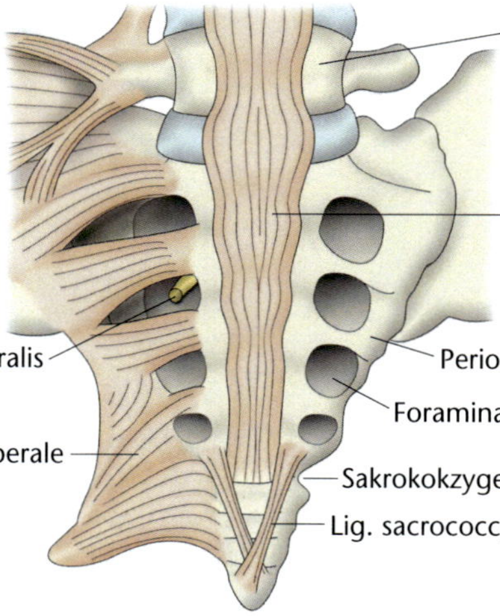

Abb. 30: *Periost des Sakrums und vorderes Längsband der Wirbelsäule*

gangspunkt für Spasmen der Beckenorgane oder Durchblutungsstörungen werden.

Behandlungstechnik

Man tastet mit dem Finger im Rektum, ob eine Querfalte oder empfindliche Linie vorhanden ist und drückt sie dann mit der Fingerkuppe ein. Neben der Kompression nimmt man eine Induktionsbehandlung vor – wie vom Listening vorgegeben. Ihr Ausmaß übersteigt nur selten den Millimeterbereich. Während mehrerer Bewegungen wird der Druck zunehmend verstärkt. Daraufhin sollte die Empfindlichkeit allmählich nachlassen. Mit dieser Behandlungstechnik kann man anhaltend gute Ergebnisse erzielen.

BEHANDLUNGSTIPP

Falls Hämorrhoidalknoten zu spüren sind, werden sie vorsichtig mit dem Finger beiseite geschoben, damit sie nicht unter der Kompression leiden. Sonst besteht in den Stunden danach die Gefahr einer sehr schmerzhaften Thrombose.

Vorderes Längsband der Wirbelsäule

Dieses Band erstreckt sich vom Hinterkopf bis zum Sakrum und verbindet die Vorderseiten der Wirbel untereinander. In Höhe des Sakrums geht aus ihm die Knochenhaut (Periost) hervor. Es ist vor allem bei einem sog. Peitschenhiebtrauma (Schleudertrauma) mit betroffen. Fixierungen wirken sich auf die Streckbarkeit der Wirbelsäule aus: ihre Extensionsbewegung ist weniger flüssig als normal und nur eingeschränkt möglich.

Wenn man Fixierungen in Sakrumhöhe lösen kann, hat das nicht nur lokale Effekte im Beckenbereich, sondern auch Einfluss auf die Halswirbelsäule. Daher empfehlen wir diese Behandlungstechnik vor allem, wenn nach einem schweren Schleudertrauma jede Manipulation der Halswirbelsäule kontraindiziert ist.

Fixierungen treten bevorzugt entlang den Verschmelzungslinien der Sakralwirbel auf. Die Behandlung erfolgt wie beim Periost durch Kompression und Induktion.

Prostata

Zugang

Der Patient sollte immer auf dem Bauch liegen. Durch leichte Streckung und Einwärtsdrehung des Zeigefingers im Rektum wird die Hand proniert. Ab jetzt weist die Fingerkuppe nach ventral. Um sie nach unten (kaudal) zu richten, krümmt man den Zeigefinger im Metakarpophalangealgelenk. Danach wird mit leicht hin und her wischenden Bewegungen die Prostata aufgesucht; dabei sollte der Finger weiterhin tief im Rektum stecken (s. Abb. 31).

Tastbefund

Es gibt kaum Verwechslungsmöglichkeiten. In ganz seltenen Fällen kann ein Kotballen, der völlig eingetrocknet (kompaktiert) ist, irrtümlich für die Prostata gehalten werden.
Die kastaniengroße Prostata ist rund und fest. Wer zu weit unten tastet, trifft auf das Knochengewebe des Schambeins. Wird der Finger nicht weit genug nach ventrokaudal vorgeschoben, landet man am Rektum.

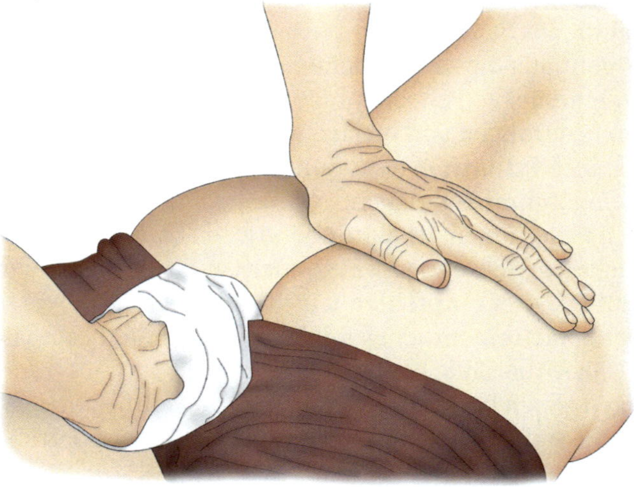

Abb. 31: *Zugang zur Prostata*

BEHANDLUNGSTIPP

Wenn die Prostata schwierig zu erreichen ist (manchmal befindet sie sich tief innen), sollte der Patient beide Fäuste oberhalb der Symphyse in den Unterleib drücken. Da er auf dem Bauch liegt, wird ein intrapelviner Druck erzeugt, durch den die Prostata näher an den Tastfinger herankommt. Ist es immer noch schwierig, muss der Patient sein Gesäß hoch- und dem Finger entgegen schieben, als wolle er sich hinknien. Währenddessen drückt man mit der anderen Hand sein Sakrum herunter.

Beurteilung

Zu achten ist auf Form und Symmetrie, Größe, Konsistenz, Elastizität, Beweglichkeit, Mittelfurche, Druckempfindlichkeit, Unregelmäßigkeiten und Verhärtungen.

! ACHTUNG

Beim geringsten Verdacht muss der Patient zum Arzt überwiesen werden! Ohne ihn in Angst zu versetzen sollte man nachdrücklich darauf hinweisen, dass regelmäßige Untersuchungen der Prostata ab einem bestimmten Alter sinnvoll und notwendig sind.

70% der Prostatakarzinome sind leicht zugänglich und bei der rektalen Untersuchung zu tasten. Mit dem Finger zu erreichende Verhärtungen (Mikroindurationen) sind in 50% kanzerös. Das unterstreicht die wichtige Rolle, die Osteopathen bei der Früherkennung von Prostatakrebs spielen können. Deshalb sollte bei jeder sakrokokzygealen Untersuchung unbedingt die Prostata mit beurteilt werden.

Diagnostische Tests an der Prostata

Lokales Listening

Der Finger wird im Rektum von hinten gegen die Prostata gedrückt und man komprimiert sie mehrmals möglichst zentral mit der Fingerkuppe. Das stimuliert ihre propriozeptiven Fasern. Lockert man den Druck danach ein wenig, kann sich der Finger spontan und natürlich dorthin bewegen, wo es ihn hinzieht. Das lokale Listening stellt keine Behandlung dar, sondern dient nur zur Lokalisation von

Fixierungen. Mit diesem diagnostischen Test kann man sofort feststellen:

- Ob eine Fixierung vorhanden ist – falls nicht, bleibt der Finger einfach liegen.
- An welcher Stelle sie sich genau befindet – da sich der Finger dorthin bewegen wird und erst im betroffenen Gebiet anhält.
- Ob die Behandlung Erfolg hatte – wenn die Verspannungen zu einem guten Teil gelöst werden konnten, dürften im Listening nur noch schwache Impulse oder gar nichts mehr zu spüren sein.

Mobilitätstests

Ein gesundes Organ sollte beweglich sein. Bei der Prostata ist es wichtig, die Beweglichkeit in anterior-posteriorer Richtung und zu den Seiten hin zu überprüfen. Dass sich Einschränkungen ihrer Mobilität vor allem auf die venöse Durchblutung auswirken, liegt an der reichlichen Versorgung mit Venenplexus.

Beweglichkeit in anterior-posteriorer Richtung

Die Prostata wird mit dem Finger von der Mitte aus leicht schräg nach oben bzw. unten vorgeschoben. Da sie nicht genau in der Längsachse des Körpers liegt, wird ihre Bewegung nach anterior-posterior deutlicher erkennbar, wenn man sie ventralwärts leicht schräg nach unten schiebt. Um noch tiefer mit dem Finger einzudringen, sollte man mit der anderen Hand das Sakrum herunterdrücken.

Bewegung in ventraler Richtung

Als Erstes schiebt man die Kuppe des Zeigefingers möglichst weit nach kranial vor, damit die Dehnbarkeit der oberen dorsalen Strukturen beurteilt werden kann. Diese Technik ermöglicht vor allem die rectoprostatische (Denonvilliers-)Faszie zu testen. Falls sie fixiert ist, vermittelt sie den Eindruck, als sei die eingeschränkte Beweglichkeit mit Berührungsempfindlichkeit und einem Knistern verbunden. Auch die Gleitflächen zwischen Blase und Prostata sowie den Samenbläschen kann man mit diesem Test untersuchen; hier könnten sich peritoneale Fixierungen bemerkbar machen.
Als Nächstes wird der Zeigefinger nach unten gerichtet und der Test danach wiederholt. Auf diese Weise lassen sich vor allem Verspan-

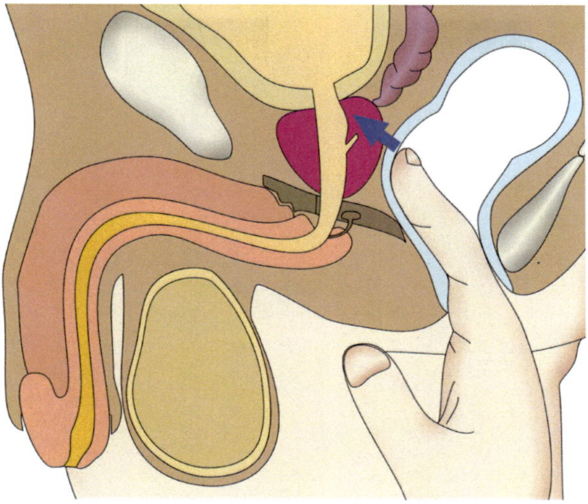

Abb. 32: *Mobilitätstest der Prostata in ventraler Richtung*

nungen im Bereich des prostatischen Teils der Urethra feststellen (s. Abb. 32).

Komprimierbarkeit und Elastizität der Prostata

Um dies zu beurteilen, wird die Prostata nach vorn gegen das Schambein gedrückt (s. Abb. 33). Wenn die Prostata unelastisch geworden ist, führt der Druckanstieg im Harnröhrenbereich zu den bekannten Miktionsschwierigkeiten. Man sollte mit dem Finger auf der Rückseite fühlen, ob sich die Prostata überall gleich gut eindrücken lässt. Bei einer Fixierung im prostatischen Teil der Urethra verspürt der Patient sofort starken Harndrang während der Untersuchung. Dieser Reiz sollte nach der Behandlung verschwunden sein. Es ist ganz wichtig, dass der Patient von selbst den Unterschied spürt.

Bewegung in dorsaler Richtung

Sie hilft ventrale Fixierungen festzustellen. Infolge der intrarektalen Position des Fingers kann man die Prostata natürlich nicht aktiv nach hinten mobilisieren, sondern nur beurteilen, wie gut sie zurückfedert. Man schiebt sie vor und prüft mit dem Finger, ob sie so-

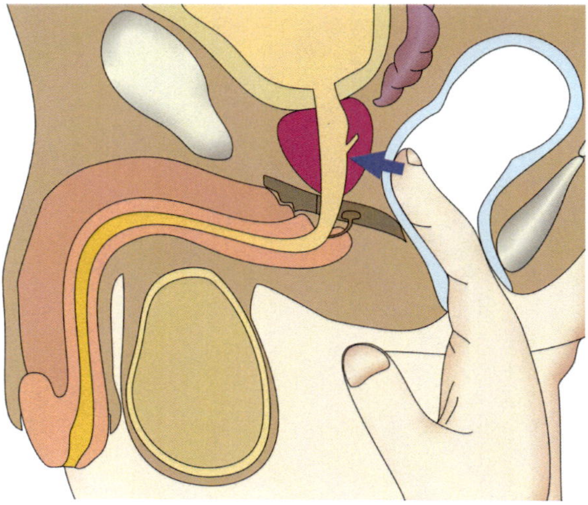

Abb. 33: Mobilitätstest der Prostata durch Kompression

fort wieder in die ursprüngliche Position zurückkehrt (s. Abb. 34). Mit diesem Test kann man Strukturen wie den Santorini-Plexus, die präprostatische Faszie und die pubourethralen Ligamente untersuchen. Kennzeichnend für eine ventrale Fixierung der Prostata ist die verzögerte Rückkehr in die Ausgangslage.

Laterale Beweglichkeit

Um die Prostata in seitlicher Richtung zu mobilisieren, wird der Zeigefinger auf ihrer Rückseite hin- und hergeschoben. Möglicherweise sind gute Behandlungsergebnisse bei einer benignen Prostatahyperplasie vor allem durch die Lösung von Fixierungen in Seitenbereichen der Prostata bedingt. Beurteilen lassen sich neben der Beckenbodenfaszie (v. a. die Laminae sacro-recto-genito-vesico-pubicae) auch der M. levator ani sowie die Venenplexus lateral der Prostata. An dieser Stelle sei noch einmal darauf hingewiesen, dass die Venenplexus der Prostata bei allen Manipulationen eine herausragende Rolle spielen.
Da Nervenäste des Plexus hypogastricus seitlich in die Prostata einstrahlen, kann es bei seitlichen Fixierungen zu Berührungsempfindlichkeit beim Mobilitätstest kommen.

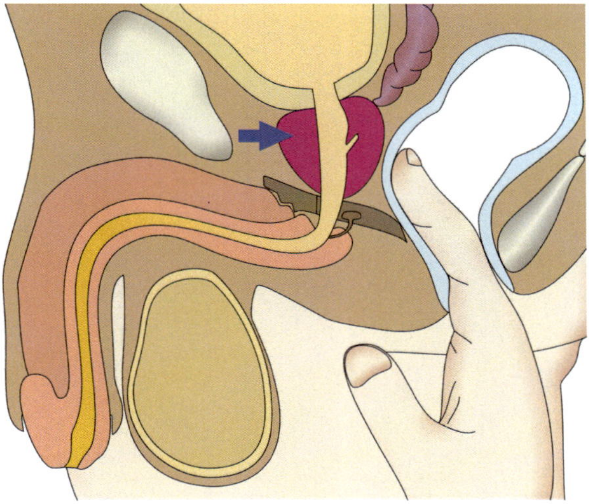

Abb. 34: *Mobilitätstest der Prostata durch Druckentlastung (Dekompression)*

Senkrechte Gleitbewegungen

Nachdem man die Fingerkuppe von der Mitte der Prostata aus ganz nach oben geschoben hat, wird sie in kaudaler Richtung mobilisiert, und umgekehrt kann man von ganz unten eine Längsdehnung in kranialer Richtung bewirken. Dies ist zum einen ein allgemeiner Test für die Prostata (s. Abb. 35).

Lässt man die Fingerkuppe von der Mitte aus zunächst nach unten und danach kranialwärts gleiten, kann man außerdem auch die Dehnbarkeit des prostatischen Teils der Urethra beurteilen. Die Gleitbewegung der Prostata in kraniokaudaler Richtung wird durch eine Fibrosierung der Urethra bzw. des Umgebungsgewebes behindert.

Behandlungstechniken

Fixierungen der Prostata oder in angrenzenden Bereichen lassen sich durch eine direkte, indirekte oder Induktionsbehandlung beseitigen.

Direkte Techniken: Sobald der Zeigefinger auf irgendwelche Fixierungen trifft, werden sie genau in die Richtung mobilisiert, in der die Bewegung eingeschränkt oder nicht mehr möglich ist. Bei einer ven-

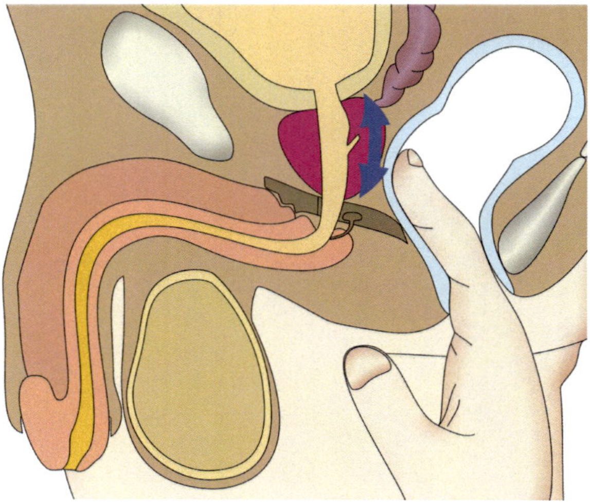

Abb. 35: Mobilitätstest der Prostata durch senkrechte Gleitbewegungen

tralen Bewegungseinschränkung erfolgt die Behandlung demnach genau in dieser Richtung. Direkte Techniken eignen sich besonders gut für fibrosiertes oder vernarbtes Gewebe.

Indirekte Techniken: In dem Fall nimmt man die Manipulation mit dem Zeigefinger entgegen der Fixierung vor, verstärkt also die Bewegung in der nicht eingeschränkten Richtung. Bei ventraler Bewegungseinschränkung würde die Prostata daher verstärkt nach dorsal mobilisiert. Wenn sich z.B. das Knie nicht richtig beugen ließe, bestünde die indirekte Behandlungstechnik darin, es so lange gestreckt zu bewegen, bis seine Flexionsfähigkeit über eine zentrale Mechanorezeptoren-Wirkung langsam zurückkäme.

Induktionstechnik: Die Kuppe des Zeigefingers betont noch die Bewegungsrichtung, die sich im Listening ergeben hat.

BEHANDLUNGSTIPP

Diese Bewegung darf nicht intendiert (absichtlich), sondern nur „unter Anleitung" des Gewebes ausgeführt werden.

Manchmal stimmt die Bewegungsrichtung mit der bei der indirekten Technik überein, doch in den meisten Fällen handelt es sich um eine kaum wahrnehmbare (subtile) Bewegung mit unterschiedlichen Achsen.

Spezielle Bereiche

Colliculus seminalis (s. Abb. 36): Am Samenhügel, der sich auf 1,2 cm Länge und 0,1 cm Breite 0,2 cm hoch erhebt, münden die beiden Ductus ejaculatorii in die Urethra ein. Er befindet sich etwa in der Mitte der unteren Harnröhrenseite.
Um den Colliculus seminalis zu behandeln, muss man die Kuppe des Zeigefingers zur Mitte der Prostata richten.
Utriculus prostaticus: Dieser kurze Schlauch mündet zwischen den Öffnungen der Ductus ejaculatorii und setzt sich innen unter dem Colliculus seminalis fort. Es handelt sich um ein Rudiment des embryonalen Müller-Gangs (unteres Ende), aus dem bei der Frau die Eileiter, Gebärmutter und Vagina hervorgehen. Beim Mann verkümmert er total. Früher wurde er als „männliche Vagina" bezeichnet.

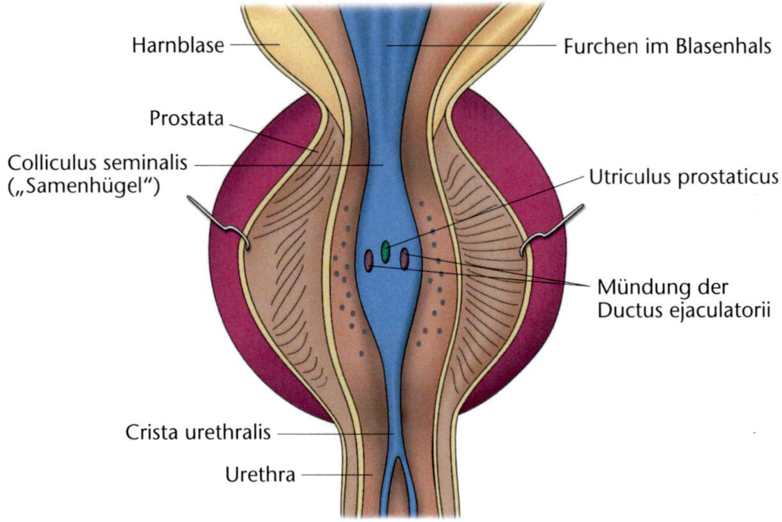

Abb. 36: *Colliculus seminalis und Utriculus prostaticus*

BEDEUTUNG AUS OSTEOPATHISCHER SICHT

Wir vermuten, dass dieser Bereich durch seine embryonale Herkunft („Gedächtnis" der Zellen) über eine besondere Sensibilität verfügt. Darüber hinaus wirken unsere Manipulationen vielleicht über ihn hormonell.

Es wurde schon erwähnt, dass die Prostaglandine im Sperma einen muskelrelaxierenden Effekt auf den Gebärmutterhals haben. So können die Spermien die Zervixbarriere leichter überwinden. Wäre es denkbar, dass unsere Manipulationen eine Rolle bei der Prostaglandin-Produktion spielen?

Blasensphinkter: Der prostatische Teil der Urethra ist oben von glatten Muskelfasern umgeben, die sich in den unteren Abschnitten der Harnblase fortsetzen, die Urethra umschließen sowie in die Prostata hineinreichen. Das Ganze bildet den glattmuskulären Sphinkter der Harnblase.

Es ist wichtig, ihn in die Behandlung einzubeziehen, weil er zur Fibrosierung neigt und auf der Reflexebene sowohl auf die Prostata als auch auf die Harnblase Einfluss hat.

Behandlungsablauf

Zunächst werden direkte Techniken angewandt, damit verhärtete Bereiche möglichst rasch wieder weicher und geschmeidiger werden. Erst danach ist es sinnvoll, subtilere Techniken (z. B. die Induktionsbehandlung) auszuprobieren.

Direkte Techniken

Sie eignen sich zur Behandlung von Urethra und Prostata.

Urethra

Senkrechte Gleitbewegung (vgl. Abb. 35): Man lässt die Kuppe des Zeigefingers fünf- bis sechsmal senkrecht von oben nach unten sowie von unten nach oben gleiten. Der Patient empfindet dabei häufig einen starken Harndrang, der aber am Ende der Behandlung nicht mehr auftreten dürfte. Wenn die Mittelfurche auf der Rückseite der Prostata zu spüren ist, fährt man sie mit dem Zeigefinger nach und erhöht allmählich den Druck. Man sollte nicht versuchen, die gesamte Prostata zu mobilisieren, sondern nur die Harnröhre längs zu dehnen.

Horizontale Gleitbewegung: Man beginnt kaudal, den Zeigefinger in horizontalen Linien über die Prostata gleiten zu lassen, und arbeitet sich immer weiter nach kranial vor. Es geht dabei nicht um eine allgemeine laterale Mobilisierung der Prostata, sondern gezielt um die Behandlung des periurethralen Prostatagewebes.

Prostata

Kompressions-Entlastungstechnik (vgl. Abb. 33 und 34): Sie konzentriert sich auf die am meisten verhärteten Stellen, auch wenn man die ganze Prostata zusammendrückt und wieder entlastet. Die Prostata wird mehrmals gegen die Symphyse gedrückt und zwischendurch jeweils losgelassen, damit sie wieder ihre normale Form annehmen kann.

Diese Technik scheint sich vor allem die Drüsenfunktion der Prostata und weniger die Haltestrukturen zu beeinflussen. Eine Ausnahme bilden nur die Ligg. pubovesicalia, auf die sich die Druckentlastung auswirkt.

Seitenlappen der Prostata

Man beginnt die Behandlung dort, wo die Prostata am stärksten vergrößert und verhärtet ist, d.h. wo sich eine benigne Hyperplasie entwickelt hat. Diese Stellen werden mehrfach zur Mitte und zum gegenüberliegenden Rand hin mobilisiert. Man sollte eine bestimmte Reihenfolge einhalten und von oben nach unten vorgehen. Mit dieser Technik erreicht man eine doppelte Wirkung, denn sie wirkt sich sowohl auf die seitliche Elastizität (Komprimierbarkeit) der Prostata als auch auf die Beckenbodenfaszie (v.a. die Lamina sacro-recto-genito-vesico-pubica) aus.

Indirekte Techniken

Es bietet sich an, im Anschluss an eine direkte noch eine indirekte Technik anzuwenden. Wenn die Prostata z.B. in ihrer Beweglichkeit nach links eingeschränkt ist, hilft es, sie zunächst ausgiebig nach rechts zu mobilisieren. Nach fünf oder sechs Sequenzen prüft man erneut ihre Beweglichkeit nach links. Oft hat sich die Mobilität der Prostata dann schon erheblich verbessert.

Indirekte Behandlungstechniken sind für sämtliche Elemente der Prostata-Mobilität geeignet.

Induktionstechnik

Da die Prostata ebenso wie das Umgebungsgewebe von glatten Muskelfasern durchsetzt ist, spricht sie besonders gut auf eine Induktionsbehandlung an. Diese Technik kann auch auf die Randgebiete der Prostata und die angrenzenden Faszien angewandt werden.

BEHANDLUNGSTIPP

Im gesamten Urogenitalbereich beendet man die Behandlung grundsätzlich mit einer Induktion.

Zentralbereich der Prostata

Um die Propriorezeptoren der Prostata zu stimulieren, wird ihr Harnröhrenabschnitt mehrmals längs gedehnt. Danach wird mit der Induktion begonnen, indem man mit dem Zeigefinger die Bewegungsausschläge (Amplitude) erheblich vergrößert.

Randbereiche

Dieselbe Technik wird überall dort angewendet, wo sich die Prostata hart anfühlt. Man komprimiert sie erst, gibt dann mit dem Druck etwas nach und verstärkt die Bewegung entsprechend dem Listening. Das Listening zeigt auch an, welcher Bereich behandelt werden muss. Wird der Zeigefinger nirgendwo hingezogen, braucht man sich nicht länger damit aufzuhalten: Die Botschaft des Körpers ist unmissverständlich.

Umgebung

Fascia rectoprostatica (Denonvilliers-Faszie) (s. Abb. 37): Man schiebt den Zeigefinger möglichst weit in Richtung des Douglas-Raums (Excavatio rectovesicalis) hoch, lässt dann mit dem Druck nach und beginnt mit der Induktion. Ergänzend zur Behandlung des Peritoneums am inneren Leistenring trägt diese Technik zu einem harmonischen Zusammenspiel der mechanischen Kräfte im unteren Peritonealbereich bei.

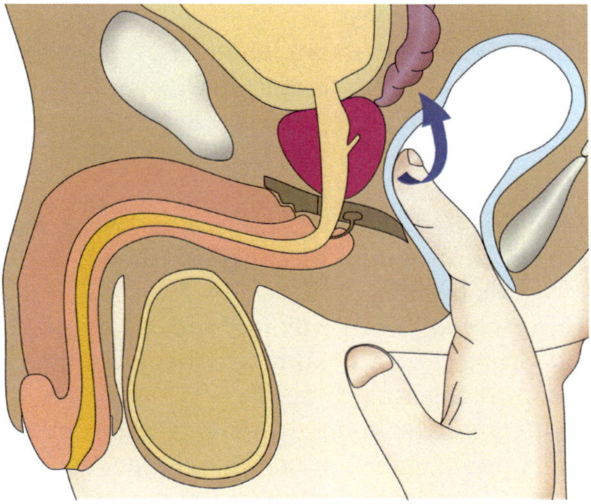

Abb. 37: *Behandlung der Fascia rectoprostatica*

Plexus hypogastricus

Ob man gerade den oberen Teil der Prostata, die Unterseite der Samenbläschen oder den Plexus hypogastricus berührt, lässt sich oft schwer unterscheiden. Entscheidend ist, wie weit lateral sich der Zeigefinger befindet.

Zugang: Man schiebt den Finger überwiegend seitlich vor und richtet ihn dann nach kaudal. Je empfindlicher der Plexus hypogastricus reagiert, desto wahrscheinlicher ist man an der richtigen Stelle angelangt. Anders als bei Manipulationen an der rectoprostatischen Faszie oder den Samenbläschen muss der Finger ständig möglichst weit lateral bleiben. Diese seitliche Orientierung wird auch beibehalten, wenn man ihn etwas mehr nach unten verschiebt, um den berührungsempfindlichsten Punkt aufzuspüren.

Induktionstechnik: Wie bei jedem anderen Plexus lassen sich die besten Ergebnisse durch eine Induktionsbehandlung erzielen. In den meisten Fällen kommt es nach der Induktion zu einer deutlichen Abnahme der Berührungsempfindlichkeit bzw. der (peri) prostatischen Schmerzen.

Motilitätstest der Prostata

Man komprimiert die Prostata im Bereich ihrer stärksten Rundung mit dem Zeigefinger. Dann lässt man ein wenig mit dem Druck nach und wartet ab, ob sich eine winzige Bewegung abzeichnet (s. Abb. 38). Es ist wichtig, dabei das anatomische Abbild der Prostata im Kopf zu haben.

Zwischen Listening und Motilitätstest gibt es – wenn auch nur sehr feine – Unterschiede, was den Zeitpunkt und die Art der wahrzunehmenden Bewegung betrifft.

Zeitlicher Unterschied: Beim Listening wird der Finger sofort in eine bestimmte Richtung gezogen, während es beim Motilitätstest immer zu einer kleinen Verzögerung kommt.

Bewegungsunterschiede: Beim Listening bewegt sich der Finger in eine Richtung und hält gleich inne, sobald die Stelle mit der Fixierung erreicht ist. Beim Motilitätstest ist nur eine ganz schwache Bewegung zu spüren. Sie setzt sich aus einem Drehmoment (hin und her) mit Vor- und Zurückschaukeln zusammen und ist vergleichbar der Bewegung der Schädelknochen bei den Liquorpulsationen (kraniosakraler Rhythmus).

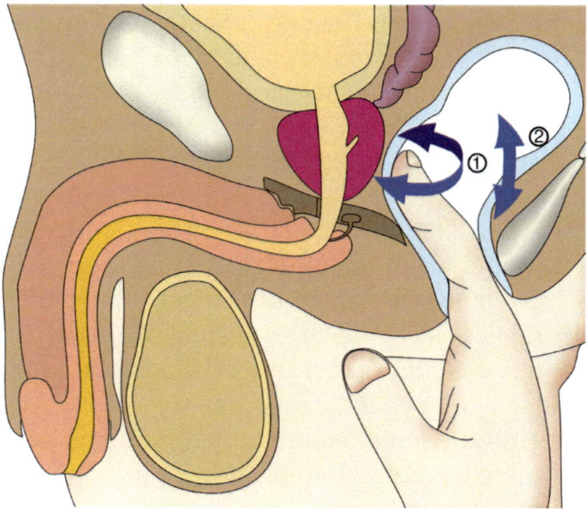

Abb. 38: *Motilitätstest der Prostata: 1) hauptsächlich Drehbewegung, 2) seltener wippende Bewegung*

Auswirkung: Welche Veränderungen der Motilität mit den Händen wahrgenommen werden können, ist sehr subjektiv. Ihre Amplitude müsste sich vergrößern, die Bewegung selbst sich verstärken und rhythmischer werden (etwa 7 Impulse pro Minute). Wir vermuten, dass die Motilität Einfluss auf die Vitalität der Prostata hat. Würde man eine gesunde mit einer hyperplastischen Prostata vergleichen, könnte man sofort den Motilitätsunterschied bemerken.

Leistenkanal

Ihn zu behandeln ist aus zweierlei Gründen wichtig: wegen seines Aufbaus und seines Inhalts.
Aufbau: Aus der engen Verbindung zwischen Leistenkanal und Peritoneum ergibt sich eine Möglichkeit, durch die manuelle Behandlung auf unterschiedliche peritoneale Adhäsionen (z. B. bei abdominalen oder pelvinen Operationsnarben, traumatischen Läsionen oder Inguinal- und Hiatushernien) einzuwirken.
Der Leistenkanal geht hauptsächlich aus dem M. obliquus abdominis internus hervor und wird durch Muskelfasern des M. obliquus abdominis externus und des M. transversus ergänzt. Diese im Wesentlichen muskuläre Herkunft erklärt auch, weshalb der Leistenkanal gut auf eine Induktionsbehandlung anspricht.
Inhalt: Vor allem über die Nerven im Leistenkanal lassen sich die Organe im kleinen Becken beeinflussen. Gemeint sind die Nn. iliohypogastricus, ilioinguinalis sowie genitofemoralis. Die unterschiedlichen Bestandteile des Leistenkanals sollten systematisch untersucht werden.

Untersuchung

- Im Seitenvergleich beider Leistenkanäle ist auf ihre Größe, Länge, Tiefe und Stärke (Widerstand) zu achten.
- Um die Dehnbarkeit, Elastizität und Druckempfindlichkeit der Wände zu beurteilen, wird der Finger im Leistenkanal erst nach lateral, dann nach dorsal, kaudal und kranial vorgeschoben. Den Gewebezustand sollte man ebenfalls im Seitenvergleich begutachten.
- Die beiden Öffnungen des Leistenkanals sind ringförmig von

Muskelfasern umgeben, deren Festigkeit, Größe und Dicke überprüft werden muss. Der Anulus inguinalis profundus lässt sich besser betasten, wenn man von außen mit der flachen Hand das Gewebe (des homolateralen Abdominalbereichs) zum Zeigefinger im Leistenkanal hinschiebt. Falls eine Fixierung vorliegt, fühlt sich der innere Leistenring hart an und ist deutlich berührungsempfindlicher.

- Durch den Leistenkanal ziehen außer dem M. cremaster und dem Gefäßstrang auch genitale Nervenäste (Nn. iliohypogastricus, ilioinguinalis und genitofemoralis). Die besten diagnostischen Hinweise ergeben sich aus der allgemeinen Sensibilität des Leistenkanals. Dagegen ist es mit dem Finger sehr schwierig, einzelne Bestandteile getrennt zu beurteilen.

→ HINWEIS

Fixierungen in Höhe des inneren Leistenrings sind häufig noch mit anderen gleichseitigen Fixierungen verbunden, z. B. Adhäsionen der Fascia rectoprostatica oder im Douglas-Raum (Excavatio rectovesicalis).

Behandlung

Der Königsweg zur Behandlung des Leistenkanals ist die Induktion (s. Abb. 39). Man schlüpft mit dem Finger hinein wie in einen Handschuh-Fingerling und verstärkt die Bewegungsrichtungen, die das Listening vorgegeben hat. Im Wesentlichen handelt es sich um die großen Drehachsen, die im Leistenkanal schräg von lateral nach medial und von kranial nach kaudal verlaufen. Die Bewegung kann im und gegen den Uhrzeigersinn erfolgen und sobald der Finger still liegt, ist die Behandlung abgeschlossen.

Die Induktionstechnik sollte man auch an den Öffnungen des Leistenkanals anwenden. Der Anulus inguinalis profundus ist eine Schlüsselstelle für viszerale Manipulationen: Während das Peritoneum durch den Finger im Leistenkanal in die Induktionsbehandlung einbezogen wird, dehnt man das Gewebe außen mit der anderen Hand zu ihm hin. Auch die Außenhand führt eine Induktion durch und manchmal kann es sein, dass sie sich direkt neben dem Finger im Leistenkanal wieder findet und dass beide gemeinsam das Gewebe dehnen.

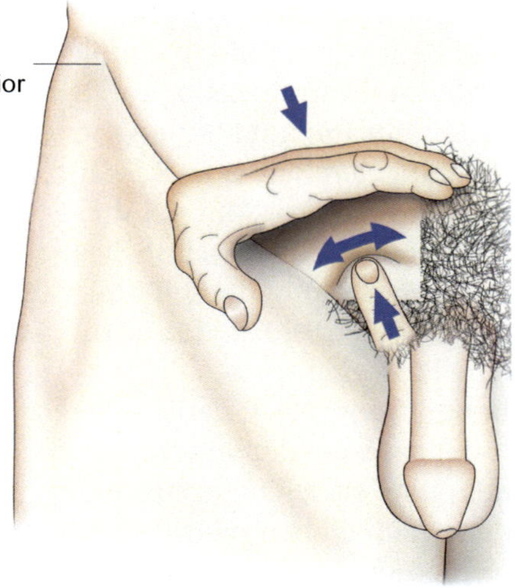

Abb. 39: *Induktionstechnik am Leistenkanal*

Samenbläschen

Zugegebenermaßen sind die Samenbläschen von rektal her eigentlich nicht zugänglich. Trotzdem kann man ihre Unterseite betasten, wenn der Finger tief genug eingeführt wird und der Patient mit geballten Fäusten von außen gegen die Symphyse drückt, um den Inhalt des Beckens zusammenzuschieben. Selbst wenn sie sehr tief innen liegen, können die Samenbläschen zumindest bei einer Entzündung noch zu fühlen sein, weil sie in dem Fall gereizt, angeschwollen und vergrößert sind.

! ACHTUNG

Berührungsschmerzen und eine veränderte Konsistenz (Fibrose) der Samenbläschen sollten an eine akute oder chronische Entzündung (Vesikulitis bzw. Spermatozystitis) denken lassen!

Bei akuten Schmerzen sollte man den Patienten zum Arzt überweisen. Eine Vesikulitis äußert sich durch Schmerzen, die gegen Ende der Miktion auftreten. Eine gute Indikation für die osteopathische Behandlung der Samenbläschen ist dagegen eine fibrotisch veränderte Konsistenz. Der Ablauf der osteopathischen Untersuchung und Behandlung wird nachfolgend kurz beschrieben.

Untersuchung (s. Abb. 40): Man schiebt den Zeigefinder an den Seiten der Prostata entlang so weit wie möglich nach oben. Da die Prostata ziemlich derb ist, kann man sich sicher sein, eines der Samenbläschen zu spüren, sobald man auf eine weichere und nachgiebigere Stelle trifft. Um ihre Elastizität zu beurteilen, werden beide Samenbläschen medial mit dem Zeigefinger eingedrückt. Falls eines plötzlich härter und berührungsempfindlicher geworden ist, liegt eine Fixierung vor.

Behandlung: Nach der Fascia rectoprostatica und der Excavatio rectovesicalis werden als Nächstes die Samenbläschen behandelt, indem man sie leicht komprimiert und die Induktionstechnik anwendet. Wie bei allen paarigen Organen müssen stets beide behandelt werden.

Wahrscheinlich verfügen auch die Samenbläschen über eine Eigenbewegung (Motilität), doch sie sind so eng mit Harnblase, Prostata und Peritoneum verbunden, dass man nicht sicher weiß, welcher Struktur die eventuell spürbare Motilität zuzuordnen ist.

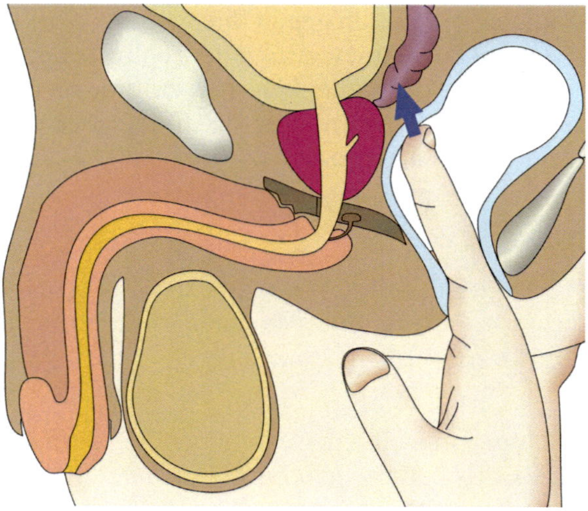

Abb. 40: *Untersuchung der Samenbläschen*

Cowper-Drüsen und Ductus deferentes

Die erbsengroßen **Cowper-Drüsen** im vorderen Analbereich fühlen sich fest und hart an. Ihre Entzündung äußert sich in Form einer abgeschwächten Urethritis. Die Ausführungsgänge münden im unteren Teil der Harnröhre. Von dem alkalischen Sekret, das sie ausscheiden, werden die Spermien auf ihrer Wanderung durch die männliche Urethra und die Vagina geschützt. Es gibt keine speziellen Behandlungstechniken für die Cowper-Drüsen.
Dasselbe gilt für die **Ductus deferentes**. Ihre Behandlung erfolgt indirekt über die Samenstränge (Funiculi spermatici). Sobald sie den Leistenkanal durch den Anulus inguinalis profundus verlassen haben, trennen sich die Ductus deferentes von den übrigen Bestandteilen der Samenstränge und ziehen seitlich und hinten auf der Harnblase entlang, wo sie von rektal her nicht mehr zu erreichen sind. Erst wenn sie sich an der Basis der Prostata vereinigen und in die Ductus ejaculatorii übergehen, werden sie wieder zugänglich.
Es sei daran erinnert, dass sich die Behandlung eher auf das Mündungsgebiet der Ductus ejaculatorii am Samenhügel (Colliculus seminalis) richtet. Es befindet sich in der unteren Mitte des urethralen Teils der Prostata.

4.5 Behandlungsergebnisse

Welche Wirkung die Behandlung zeigt, ist ganz unterschiedlich und hängt unter anderem von der zugrunde liegenden Störung ab. Der Therapeut wird den Unterschied wahrscheinlich bei der Palpation des Gewebes spüren. Dagegen misst der Patient den Behandlungserfolg wohl eher an der Besserung seiner Miktionsstörungen.
Palpatorische Besserung (Behandlungserfolg aus der Sicht des Therapeuten):

- Die Prostata erscheint wieder beweglicher und elastischer.
- Im prostatischen Teil ist die Urethra weniger fibrös und besser dehnbar.
- Die Samenbläschen sind weicher und nicht mehr berührungsempfindlich.
- Palpation und Zusammendrücken der Urethra erzeugen nicht mehr automatisch Harndrang.

- In seltenen Fällen könnte sich die Prostata sogar wieder verkleinert haben.

Symptombesserung (Behandlungserfolg aus der Sicht des Patienten):

- Er spürt seltener Harndrang und muss nachts nicht mehr so oft aufstehen.
- Der Harnstrahl ist stärker geworden, nicht mehr stotternd.
- Die Blasenautonomie hat zugenommen.
- Ejakulationen fallen wieder leichter (Männer reden nicht gern darüber).
- Bei chronischer Prostatitis kommt es seltener zu infektiösen Krisen.

5 GANZHEITLICHER ANSATZ

Das Prinzip, dass Läsionen immer den ganzen Körper betreffen (d.h. global sind), ist sakrosankt und muss unbedingt beachtet werden. Es bedeutet, dass wir uns nicht mit lokalen Behandlungen zufrieden geben dürfen.
Die Strukturen des kleinen Beckens stehen mit allen anderen Körperstrukturen in Verbindung – mit abdominalen ebenso wie thorakalen, kranialen und peripheren.
Erwähnt wurde schon die besondere Beziehung zwischen Prostata und linker Niere. Natürlich besteht zwischen bestimmten Geweben häufiger ein engerer Zusammenhang. Dazu hier ein paar Beispiele.

Untere Extremität

Fast alle Hüft- bzw. Oberschenkelmuskeln und Faszien haben einen Bezug zum Aufbau und Inhalt des kleinen Beckens. Besonders hervorheben möchten wir jedoch den **M. biceps femoris**.

Fixierung am Wadenbeinkopf

Da sich der M. biceps femoris Fasern mit den sakroiliakalen Ligamenten teilt, lassen sich hier sämtliche viszeralen Probleme ablesen. Eine viszerale Fixierung bewirkt, dass sich der gleichseitige Bizepsmuskel verspannt und dadurch stärkeren Zug auf seine Ansatzstelle am Wadenbeinkopf ausübt.
Untersucht man den peronealen Bereich einmal genauer, wird man überrascht sein, wie viele Patienten an einer einseitigen Zerrung des M. peroneus leiden. Auf Nachfrage können sie sich aber meist nicht an ein auslösendes Trauma erinnern. Tatsächlich scheinen nichttraumatische Bewegungseinschränkungen im Bereich des Wadenbeinkopfes häufig einen viszeralen Ursprung zu haben.

Fixierung im Mittelfußbereich (1. und 5. Metatarsalknochen)

Der seitlich am Wadenbeinkopf inserierende M. peroneus longus nimmt Verspannungen des M. biceps femoris auf und leitet sie zu seiner unteren (distalen) Ansatzstelle am 1. Mittelfußknochen weiter. Auch der M. peroneus brevis bekommt die Folgen muskulärer (bzw. faszialer) Verspannung zu spüren und überträgt sie auf seine Ansatzstelle am 5. Mittelfußknochen.

Deshalb untersuchen wir bei allen Patienten systematisch auch die Füße. Neben der unerwartet großen Zahl und Stärke der Fixierungen überrascht vor allem die Schwäche im Mittelfußbereich. Ohne irgendein vorangegangenes Trauma beruht sie oft auf einer homolateralen viszeralen Fixierung.

Fußreflexzonen

Das Fußgewölbe ist eine hoch empfindliche Zone für viszerale und propriozeptive Reflexe. In der Fußsohle gibt es ca. 7000 Nervenrezeptoren, die Eindrücke an das Gehirn vermitteln. So wird das Gehirn innerhalb einer Tausendstel Sekunde über die Beziehungen zwischen Fußsohle und Boden bzw. zwischen Fuß und Körper informiert.
Sind diese Mechanorezeptoren durch eine viszerale Fixierung in ihrer Funktion beeinträchtigt, kann es z. B. zu einer Knöchelzerrung kommen. Der Fuß liegt hauptsächlich an drei Stellen auf: mit der Ferse sowie dem 1. und 5. Metatarsale. Daher lässt sich leicht erklären, dass eine muskuläre bzw. fasziale Verspannung den 1. oder 5. Mittelfußknochen blockieren und das normale Schema der Körpereigenwahrnehmungen stören kann.
Manchmal ist die Fixierung im Fußbereich ausschließlich durch eine von einem Beckenorgan ausgehende Störung der Muskel- und Faszienspannung bedingt. Solche Verspannungen können aber nicht nur die Weiterleitung der propriozeptiven Informationen an höhere Hirnzentren beeinträchtigen, sondern auch die Reaktion darauf (Rückmeldung) verlangsamen oder unterbinden. Wenn nun der Fuß den Boden berührt, erfolgt die Muskelkontraktion nicht mehr zeitlich richtig abgestimmt und es kommt zur Knöchelzerrung.
Vermutlich wirken sich viszerale Manipulationen ebenso auf das statisch-dynamische Gleichgewicht des Fußes aus wie umgekehrt.

Leber

Schon mehrfach wurde darauf hingewiesen, dass die Leber wegen ihrer engen Verbindung zum Venensystem der Prostata bei der Behandlung berücksichtigt werden sollte.
Man muss daher

- die Befestigungen der Leber und ihre Bänder (Ligg. triangulare, coronarium und falciforme) behandeln,

- die Kompressions-Entlastungs- sowie die Induktionstechnik am Organ selbst anwenden,
- dem Patienten zur Ernährungsumstellung und zu regelmäßiger körperlicher Betätigung raten (z. B. Verzicht oder weitgehende Einschränkung bei Alkohol, Nikotin, Schokolade, Gewürzen, Fett, tierischem Eiweiß und Salz; mehr Gemüse wie Tomaten und Brokkoli sowie Früchte verzehren und bevorzugt Sonnenblumenöl verwenden; Kürbiskerne essen, Zink und Selen als Nahrungsergänzung zu sich nehmen; häufiger kleine Portionen Wasser mit Zitronensaft oder abführende Tees, z. B. aus Brennnesseln, trinken).

Gerade Männer mit benigner Prostatahyperplasie trinken oft viel zu wenig, weil sie die lästigen Miktionsstörungen vermeiden wollen. Doch je weniger sie ausscheiden, desto mehr schwächt sie die zunehmende Vergiftung. Man sollte ihnen klarmachen, dass ihr Ess- und Trinkverhalten sehr nachteilige Folgen haben kann und sie auffordern, sich allmählich umzustellen. Sie werden unsere Ratschläge recht gerne beherzigen, wenn sie erst einmal festgestellt haben, wie rasch sich ihr Zustand bessert.

6 EMOTIONALER BEZUG

Manche Organe haben einen deutlich erkennbaren Bezug zu den Lebensumständen und bestimmten Stressfaktoren. Der Magen z. B. reagiert sofort auf soziale Belastungen, da er von unserem sozialen Selbst beeinflusst wird, das die Beziehungen zu anderen und zur Gesellschaft regelt.

Welche Rolle die Prostata unter emotionalen Gesichtspunkten spielt, lässt sich viel schwieriger interpretieren. Es sollte aber klar sein, dass es sich nur um eine sehr subjektive Sichtweise psychisch-emotionaler Störungen handeln kann. Die angedeuteten Zusammenhänge sind möglich, aber nicht absolut zutreffend.

Offensichtlich haben vor allem 50- bis 60-Jährige ein erhöhtes Risiko, dass sich bei ihnen eine benigne Prostatahyperplasie entwickelt. Der Grund scheint in einer hormonellen Umstellung zu liegen, die zeitlich häufig mit einer beruflich-sozialen Veränderung zusammenfällt.

Beruflich-soziale Veränderung

Früher wurde die Prostata gelegentlich als „Scheinwerfer" bezeichnet. Es sei daran erinnert, dass Prostata im Griechischen nicht nur so viel wie „Vorsteherdrüse", sondern auch „exponiert sein" heißen kann. Wer im Rampenlicht steht, wird von anderen gesehen, kann manchmal selbst besser sehen, aber auch ausgeliefert sein.

Der Rückzug aus dem Arbeitsleben kann für den Mann bedeuten, dass er nicht länger vom Scheinwerferlicht bestrahlt wird und glaubt, seine Anerkennung durch andere zu verlieren. Er befürchtet vielleicht auch in der Anonymität zu versinken.

Während Frauen (natürlich zugespitzt formuliert) durch Arbeit und Herd meist zwei Pole haben, zu denen sie sich hingezogen fühlen, kennen Männer nur das Eine: ihre Arbeit. Wenn sie es schlecht verkraften, aus dem Berufsleben auszuscheiden, und immer deprimierter werden, wird sich das unter anderem auf die Prostata niederschlagen.

An den häuslichen Herd zurückkehren zu müssen ist für manche Männer nicht einfach. Sie ertragen es nicht, ihren sozialen Status einzubüßen und als ein „Niemand" zu Hause zu hocken. Je reicher

und erfüllter ihr berufliches Leben war, desto problematischer wird der Ruhestand für sie.
Den Haushalt führt in der Regel die Frau. Es kann sein, dass sich der Mann anfangs gegen sie auflehnt. Bis die Zuständigkeitsbereiche geregelt sind und der Mann seinen Platz gefunden bzw. seine neue Rolle allmählich akzeptiert hat, wird es ständig zu Auseinandersetzungen kommen. Daher häufen sich in dieser Lebensphase auch die Scheidungen.
Halten häusliche Konflikte länger an, verstärken sich die Depression des Ruheständlers und eventuell vorhandene Prostatabeschwerden durch die Spannungen noch weiter. Das ist sicher stark überzeichnet, doch wenn man sich in seiner Umgebung umschaut, wird man überrascht sein, wie häufig so etwas passiert.
Hinzu kommt die Einsamkeit. Wenn sich der Patient mit seinem Leben befasst – wie es war, wie es sein wird – kann es sein, dass er sich dem Therapeuten gegenüber voller Trauer äußert: „Was soll ich denn jetzt bloß tun mit meinem Leben?“ Allein schon diese Einsicht ist ein erster wichtiger Schritt für ihn. Wenn er dann noch irgendwann fragt, ob er sich Hilfe bei einem Psychologen holen sollte, hat die Bearbeitung der Problematik bereits begonnen.
Männer sind zutiefst prüde und sprechen urogenitale Störungen nicht gern direkt an, oder höchstens mit spöttischem Unterton. Daher ist es überaus wichtig, ihnen taktvoll zuzuhören. Auch dieser Rolle sollten wir gewachsen sein.

ZUSAMMENFASSUNG

Die Osteopathie wird nach und nach zu einem Element, das in der Gesundheitsversorgung nicht mehr einfach übergangen werden kann. So erfüllt es uns z. B. mit Stolz zu sehen, dass in unserer Region (um Grenoble) fast alle Kinder bereits einem Osteopathen vorgestellt wurden, und zwar meist im Rahmen der Vorsorge.

Die beschriebenen Behandlungstechniken für die Prostata und ihre Umgebungsstrukturen sind so wirksam, dass man sie auch präventiv anwenden sollte, damit wir als Osteopathen unsere soziale Verantwortung voll übernehmen.

Wenn man bedenkt, dass Prostatabeschwerden immer häufiger und früher in Erscheinung treten, bedeutet es eine große Herausforderung, durch die osteopathische Behandlung eine Operation hinausschieben oder sogar vermeiden zu können. Der sollten wir uns stellen.

Wir haben den Anfang gemacht, doch der Weg, der vor uns liegt, ist noch lang.

GLOSSAR

Alpha(rezeptoren)blocker	Medikament, das α-adrenerge Rezeptoren blockiert und Adrenalin aus der Nebennierenrinde freisetzt; bewirkt z. B. Entspannung des Blasenhalses
Androgene	Steroidhormone mit Einfluss auf die Entwicklung der äußeren Genitalien, die Spermatogenese und die Ausprägung der sekundären Geschlechtsmerkmale
Anurie	fehlende Harnabsonderung in die Harnblase
Arcus iliopectineus	zieht als Teil der Fascia iliaca vom Leistenband (Lig inguinale) zur Eminentia iliopubica (früher: iliopectinea)
BPH	Abkürzung für benigne Prostatahyperplasie
Colles-Band	Lig. reflexum, geht aus Fasern des M. obliquus externus der Gegenseite hervor und begrenzt den äußeren Leistenring dorsal
Colliculus spermaticus	kleine längliche Erhebung in der Mitte der Hinterwand vom prostatischen Teil der Urethra
Cooper-Band	Lig. pectineum, festes straffes Band vom Tuberculum pubicum zur Eminentia iliopubica
Cowper-Drüsen	Glandulae bulbourethrales, paarige kleine Drüsen am Bulbus penis der Harnröhre, scheiden ein alkalines Sekret aus
Denonvilliers'sche Faszie	Fascia rectoprostatica, bedeckt die posteriore Oberfläche der Prostata, sie

	reicht von der Apex, wo sie am wenigsten ausgeprägt ist, bis zur Prostata-Basis und den Samenbläschen. Die Faszie trennt die Prostata vom Rektum und stellt den unteren Anteil des Septum rectumvesicale dar.
Direkte Technik	Manipulation eines Gewebes gegen seinen mechanischen Widerstand
Diurese	Harnausscheidung (Filtration) durch die Niere
Douglas-Raum	Excavatio rectovesicalis, beim Mann die Bauchfelltasche zwischen Rektum und Harnblase bis hinab in Höhe der Samenbläschen (bei der Frau liegt der Douglas-Raum zwischen Rektum und Uterus, auch Excavatio rectouterina genannt)
Ductus deferens	Hodenausführungsgang („Samenleiter"), vom Schwanzteil des Nebenhodens ausgehend, Bestandteil des Samenstrangs (Funiculus spermaticus); nach Einmündung des Ausführungsgangs der Samenbläschen als Ductus ejaculatorius bezeichnet
Dysurie	schmerzhaftes oder erschwertes Wasserlassen
Escherichia coli	Kolibakterien, nur aus einer Spezies bestehend, rufen Magen-Darm-Infektionen (Kolibazillose, Coli-Dyspepsie etc.) hervor
Exkretion	Ausscheidung (eines zuvor produzierten Sekrets)
Fixierung	Stelle, an der ein Gewebe seine Mobilität, Dehnbarkeit oder Elastizität eingebüßt hat

Gemeinsame Endsehne	kaudale Faserzüge der Mm. obliquus internus und transversus abdominis, die gemeinsam am Schambein ansetzen
Gewebe-Listening	passive Anziehung der Hand zu einer fixierten Stelle im Gewebe
Gimbernat-Band	Lig. lacunare, verläuft im spitzen Winkel zwischen medialem Teil des Leistenbandes und Pecten ossis pubis
Harnsperre	akuter Harnverhalt, sehr schmerzhafte Retention des Urins in der Blase
Henle-Band	Falx inguinalis, die „Leistensichel"; dreieckiger Sehnenfaserzug an der Leistenkanal-Hinterwand; zieht von der Transversusaponeurose bogenförmig einstrahlend in das Ligamentum pectineale
Hesselbach-Band	Lig. interfoveolare, ein vom Leistenband zwischen med. u. lateraler Leistengrube zur Linea semicircularis aufsteigender Faserzug der Fascia transversalis
Hydronephrose	Ausweitung des Nierenhohlsystems (Nierenkelche und -becken) mit Volumenzunahme und erhöhter Empfindlichkeit der Niere
Hydrozele	seröser Erguss in die Hodenhüllen (Tunica vaginalis testis) oder die Faszien des Samenstrangs
Indirekte Technik	Manipulation eines Gewebes in Gegenrichtung zum mechanischen Widerstand einer vorhandenen Fixierung
Induktionstechnik	Betonung der Bewegungsrichtung, die das Listening anzeigt, um auf diese Weise eine Fixierung im Gewebe zu behandeln

Laminae sacro-recto-genito-vesico-pubicae	bindegewebige Verbindungsstrukturen zwischen der Facies pelvina ossis sacri und der Symphysis pubica
Leistenband	sehr kräftiger (derber) Bindegewebszug von der Spina iliaca anterior superior zum Tuberculum pubicum
LH	luteinisierendes Hormon, fördert beim Mann die Umwandlung von Testosteron
LHRH	Releasing-Hormon des luteinisierenden Hormons (LH); löst im Hypothalamus die Freisetzung von LH durch die Hypophyse aus
M. cremaster	Hebemuskel des Hodensacks, zieht durch den Leistenkanal
Mykoplasmen	können bakterielle Infektion der Prostata (Prostatitis) hervorrufen
Nebenhoden (Epididymis)	längliches, gräuliches Gebilde (Knäuel der Ductus seminiferi) oben am Hoden, setzt sich als Ductus deferens fort
Oligoasthenozoospermie	verringerte Anzahl und Motilität der Spermien
Oligospermie	verringerte Anzahl von Spermien im Sperma
Oligurie	verminderte 24-Std.-Diurese
Pollakisurie	gehäufte Ausscheidung kleiner Urinmengen
Polyurie	gesteigerte 24-Std.-Diurese
Prostataadenom	benigne Hyperplasie der Prostata (BPH)
Prostataspitze	kaudaler Teil der Prostata
PSA	Abkürzung für prostataspezifisches Antigen, ein Enzym, das von der Prostata ab-

	gesondert wird und unter anderem die Flüssigkeit des Spermas beeinflusst. PSA wird von normalen Prostatazellen nur in sehr geringen Mengen, von Krebszellen jedoch in erhöhtem Maße gebildet.
Pyurie	Eiter im Urin
Retrograde Ejakulation	Samenausstoß in die Harnblase
Skrotum	Hodensack bzw. Haut
Sperma	Samenflüssigkeit; besteht aus den Sekreten der männlichen Geschlechtsdrüsen (Hoden, Nebenhoden, Samenbläschen, Prostata und Cowper-Drüsen)
Sphinkter, gestreifter	um unteren Ende des prostatischen Teils der Urethra
Sphinkter, glatter	am oberen Ende des prostatischen Teils der Urethra, setzt sich in der Blasenhalsmuskulatur fort
Stroma	vaskularisiertes Bindegewebe, das verschiedene Zellelemente stützt und z. B. das Gerüst von Organen, Drüsen oder Tumoren bildet. Im Stroma der Prostata sind auch Muskelfasern enthalten
TUR-P	Abkürzung für transurethrale Resektion der Prostata, bei der die Prostatakapsel erhalten bleibt
Utriculus prostaticus	kleiner Schlauch in der Mittellinie des prostatischen Teils der Urethra, der sich zum Samenhügel (Colliculus seminalis) öffnet
Varikozele	Erweiterung („Krampfader") der Hodenvenen, v. a. der linken V. spermatica [testicularis] unten im Skrotum; geht oft mit Bruchspalten, Hämorrhoiden und Beinvarizen einher

LITERATUR

Bates B. *Guide de l'examen clinique* (dt.: Leitfaden zur klinischen Untersuchung). Paris: Medsi-Edisem, 1980.

Croibier A. persönliche Mitteilung in Meylan, Frankreich.

Debré B. *Tout savoir de la prostate* (dt.: Alles über die Prostata). Hrsg. mit P. Evevrad, A. Ameur und J. P. Abecassis. Paris: Favre, 2001.

Dousset H. *L'examen du malade en clientèle* (dt.: Untersuchung zu Erkrankungen bei Patienten). Paris: Maloine, 1964.

Flam Th. *Mémento d'urologie* (dt.: Handbuch der Urologie). Hrsg. mit D. Amsellem-Ouazana, A. Ameur und E. Husson. Paris: Maloine, 2002.

Kahle W., Leonhardt H., Platzer W. *Anatomie – Bd. 1 Bewegungsapparat, Bd. 2 Viszeralorgane, Bd. 3 Nervensystem.* Franz. Ausgabe. Paris: Flammarion, 1978, 1981 und 1982.

Lazorthes G. *Le système nerveux périphérique* (dt.: Das periphere Nervensystem). Paris: Masson & Cie, 1971.

Lignier B. persönliche Mitteilung in Annecy, Frankreich.

Prat D. persönliche Mitteilung in La Grive, Frankreich.

Rommeveaux L. persönliche Mitteilung in Proveysieux, Frankreich.

Silbernagel S., Despopoulos A. *Atlas de poche de physiologie* (dt.: Physiologie-Taschenatlas). 4. Aufl., Paris: Flammarion, 1992.

Testut L., Jacob O. *Traité d'anatomie topographique* (dt.: Abhandlung zur topografischen Anatomie). Paris: Gaston Doin, 1922.

Testut L., Latarjet A. *Appareil uro-génital-péritoine* (dt.: Urogenitaltrakt und Peritoneum). Paris: Gaston Doin, 1931.

REGISTER

A

B

C

D

E

F

G

H

I

L

M

N

P